临床医学专业型硕士研究生PBL教学案例集

华飞 主编

刘 琰 邵耐远 周 鹏 副主编

清华大学出版社
北京

图书在版编目（CIP）数据

临床医学专业型硕士研究生 PBL 教学案例集 / 华飞主编；刘琰，邵耐远，周鹏副主编 . -- 北京：清华大学
出版社，2024. 11. -- ISBN 978-7-302-67387-3

Ⅰ . R4

中国国家版本馆 CIP 数据核字第 2024BV3149 号

责任编辑：辛瑞瑞　孙　宇
封面设计：钟　达
责任校对：李建庄
责任印制：沈　露

出版发行：清华大学出版社
　　　　网　　　址：https://www.tup.com.cn，https://www.wqxuetang.com
　　　　地　　　址：北京清华大学学研大厦 A 座　　　　邮　　编：100084
　　　　社 总 机：010-83470000　　　　邮　　购：010-62786544
　　　　投稿与读者服务：010-62776969，c-service@tup.tsinghua.edu.cn
　　　　质量反馈：010-62772015，zhiliang@tup.tsinghua.edu.cn
印 装 者：三河市龙大印装有限公司
经　　销：全国新华书店
开　　本：210mm×285mm　　　　印　张：13.5　　　字　　数：405 千字
版　　次：2024 年 11 月第 1 版　　　　印　　次：2024 年 11 月第 1 次印刷
定　　价：79.80 元

产品编号：103191-01

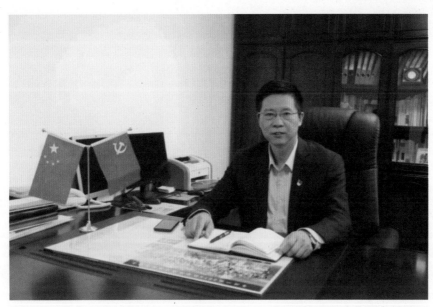

华 飞

主任医师、教授、医学博士、博士生导师、博士后合作导师、苏州大学附属第三医院（常州市第一人民医院）党委书记，江苏省重点专科学科带头人、江苏省"六大人才高峰"资助对象、常州市卫生领军人才、常州市中青年专业技术拔尖人才、江苏省科协科技智库专家、江苏省五一劳动奖章获得者，担任全国卫生产业企业管理协会慢病防治分会理事会副会长、中华医学会内分泌学会基层内分泌代谢学组委员、中国卫生信息与健康医疗大数据学会糖尿病专业委员会常委、江苏省医学会骨质疏松与骨矿盐疾病分会候任主任委员、江苏省医学会内分泌学分会副主任委员、江苏省医师协会营养医师专业委员会候任主委、常州市医学会骨质疏松与骨矿盐疾病分会主任委员、常州市医学会内分泌学分会副主任委员、常州市科协副主席（兼）。

学术方向为胰岛素抵抗相关疾病、骨质疏松与代谢性骨病的基础与临床防治、慢病全程规范化管理相关研究以及高等医学教育教学改革研究工作，主持及参与国家自然科学基金面上项目2项、国家重点研发计划专项子课题1项、中国糖尿病医生研究方案基金1项、江苏省重点研发计划项目1项、江苏省妇幼健康科研项目1项、苏州大学教学改革研究课题2项、常州市社会发展项目6项，发表论文60余篇，其中SCI收录论文38篇，先后获中国医院协会医院科技创新奖1项、江苏省卫健委医学新技术引进奖二等奖2项、苏州大学周氏教育科研奖1项、国家发明专利1项、计算机软件著作权3项、实用新型专利2项。

编委会

王　莉　苏州大学苏州医学院第三临床医学院内科学教研室

王　强　苏州大学苏州医学院第三临床医学院内科学教研室

韦　俐　苏州大学苏州医学院第三临床医学院循证医学教研室

吴　晨　苏州大学苏州医学院第三临床医学院临床肿瘤学教研室

邢兆宇　苏州大学苏州医学院第三临床医学院外科学教研室

徐　斌　苏州大学苏州医学院第三临床医学院循证医学教研室

薛海翔　苏州大学苏州医学院第三临床医学院耳鼻咽喉科学教研室

杨　璟　苏州大学苏州医学院第三临床医学院内科学教研室

姚静虹　苏州大学苏州医学院第三临床医学院眼科学教研室

袁茂玲　苏州大学苏州医学院第三临床医学院内科学教研室

张　悦　苏州大学苏州医学院第三临床医学院外科学教研室

张巧丽　苏州大学苏州医学院第三临床医学院内科学教研室

郑　晓　苏州大学苏州医学院第三临床医学院医学免疫学教研室

周　琳　苏州大学苏州医学院第三临床医学院内科学教研室

周萃星　苏州大学苏州医学院第三临床医学院外科学教研室

前　言

近年来，随着国内高等医学教育改革的不断深入，传统单一的教学方式已不能全面适应我国当前高等医学院校教学发展，特别是不能适应医学专业研究生培养的要求。临床医学专业硕士研究生尤其注重临床诊疗思维和实践能力的培养。由于传统教学内容和方式枯燥、模式单一，临床医学专业硕士研究生普遍存在学习主动性不强、疾病诊疗思维薄弱、临床实践机会较少等共性问题。

基于问题的学习（problem based learning，PBL）与传统的以教师为中心的教学模式不同，PBL 教学以学生为主体，通过学生小组讨论的形式，在辅导教师的参与和引导下，围绕某一复杂的、多场景的、基于实际问题的病例或专题进行问题提出、讨论和学习的过程。PBL 可以充分调动学生学习的主动性和积极性，提高学生的自主学习能力、解决问题能力和对所学知识的运用能力，同时也提高了学生的团队协作和沟通表达能力。PBL 作为成熟的教学方法，近年来主要应用在临床医学本科的理论教学中。国内 PBL 教材的教学对象也主要是针对医学本科生为主，偏重于基础医学和理论知识，鲜有针对临床医学专业硕士研究生的 PBL 教材。

本书的创新之处是以临床医学专业硕士研究生为教学对象，也适用于住院医师规范化培训学员，教材内容和形式聚焦于临床诊疗思维和实践能力的培养和提高。同时，所有 PBL 教案中融入的职业道德、医学人文、医学伦理和医患关系等思政教育内容，也是本教材的另一特色。

本教材获苏州大学苏州医学院"四方共建"教育教学改革专项之重点教材培育项目（课题编号：YX12111924）、苏州大学苏州医学院"四方共建"教育教学改革专项之教学改革研究项目（课题编号：YX12111024）、苏州大学研究生教育改革成果奖培育项目（课题编号：5832001222）、苏州大学研究生课程思政示范项目（课题编号：23124400）资助。

本教材从策划、编写到最终出版历时近三年，在此衷心感谢所有参与编写的各位专家在繁忙的医、教、研工作之余，高质量、高效率地完成本书的撰写。由于各个专业学科病例的复杂性和多样性，书中难免会有疏漏和不足，恳请读者及专家、学者不吝指正。

华　飞

2024 年 11 月

目　录

第一章　沉默的杀手：慢性阻塞性肺疾病 …………………………………001

第二章　"肺腑之声"：支气管哮喘 …………………………………008

第三章　生命的接力赛：急性心肌梗死 …………………………………017

第四章　到底哪根血管"犯了罪"：不稳定型心绞痛 …………………026

第五章　逃出糖果屋：糖尿病性酮症酸中毒 …………………………033

第六章　一场感冒引发的"血"案：IgA 肾病 ………………………041

第七章　挥向"出血恶魔"的三板斧：上消化道出血 ………………049

第八章　"胰波三折"的两个月：急性胰腺炎 ………………………057

第九章　不可小觑的腹部不适：胃恶性肿瘤 …………………………064

第十章　争做"不倒翁"：跌倒（老年综合征） ……………………070

第十一章　萧女士增肥记：功能性消化不良 …………………………077

第十二章　小易的"话匣子"：注意缺陷多动障碍 …………………085

第十三章　"降黄"的那些日子：胰腺癌 ……………………………093

第十四章　小"胆囊"，大"教训"：胆囊结石伴胆囊炎 …………099

第十五章　赵爷爷的生死 24 小时：出血性脑卒中（高血压脑出血） …107

第十六章　小孙的生死时刻：急性硬膜外血肿 ………………………115

第十七章　李师傅的"老腰痛"：腰椎间盘突出症 …………………123

第十八章　篮球运动员小赵的膝伤烦恼：半月板损伤 ………………129

第十九章　小阑尾，大讲究：急性阑尾炎合并弥漫性腹膜炎 ………135

第二十章　被堵死的"肾"命：双侧输尿管结石伴急性肾衰竭 ……140

第二十一章　小毛病引出大问题，"三顾茅庐"解心结：前列腺增生和前列腺癌 …147

第二十二章　小美的幽谷之路：乳腺癌 ………………………………153

第二十三章　懒癌的进展之路：甲状腺癌 ……………………………159

第二十四章　沉默的羔羊：卵巢癌 ……………………………………164

第二十五章　一种奇怪的脑炎：抗 NMDA 受体脑炎 ………………172

第二十六章　寻找耳鸣的真相：Vogt- 小柳原田综合征 ……………180

第二十七章　鼻腔里发现的"煤矿"：真菌性鼻窦炎 ………………186

第二十八章　恼人的牙疼：龋病 ………………………………………193

第二十九章　"三毛"流浪记：头癣 …………………………………200

第一章

沉默的杀手：慢性阻塞性肺疾病

导言

慢性阻塞性肺疾病（COPD，简称慢阻肺）具有高患病率、高致残率、高病死率的"三高"特点，被称为"沉默的杀手"，在我国居民死因排序中列第三位，已经成为与高血压、糖尿病"等量齐观"的慢性疾病。通过张大爷这个病例，和同学们一起回顾呼吸系统常见症状咳嗽、咳痰、呼吸困难、发绀、水肿的诊断学意义；复习血气分析常用参数的正常值及临床意义；了解平喘药的分类及代表药物；重点掌握慢性阻塞性肺疾病的定义、发病机制、病理生理改变、诊断和鉴别诊断、综合评估和治疗策略；熟悉慢性阻塞性肺疾病急性加重期抗生素的选择和机械通气治疗以及慢性阻塞性肺疾病稳定期常用吸入治疗药物的选择。针对我国慢性阻塞性肺疾病高发病率、低规范诊疗率等现实问题，讨论肺功能检测对慢性阻塞性肺疾病的诊断价值，以及吸烟对肺功能的危害，倡导构建慢性呼吸道疾病"防诊控治康"综合防治体系是做好慢性阻塞性肺疾病防控的关键。

教案简介

张大爷有长期吸烟史。在 20 余年间，咳嗽、咳痰反复发作，近 6 年来逐渐出现活动后呼吸困难，间断伴有双下肢水肿。虽然身体功能每况愈下，但张大爷并未重视，直至此次症状加重，伴有意识障碍，才被家人送到医院进行救治。经过检查，张大爷被诊断为慢性阻塞性肺疾病急性加重、慢性肺源性心脏病、Ⅱ型呼吸衰竭和肺性脑病。入院第 2 天，张大爷病情进一步恶化，生命垂危。医生行气管插管、机械通气辅助呼吸等综合治疗。经积极抢救，5 天后张大爷顺利拔管，康复出院。出院时医生嘱咐张大爷要长期规律使用吸入药物，预防慢性阻塞性肺疾病急性加重，戒烟，呼吸功能锻炼等。

学习目的

（1）了解咳嗽、咳痰的常见病因；

（2）了解呼吸困难的常见病因；

（3）了解引起发绀的常见原因；

（4）了解全身性水肿的常见病因；

（5）了解血气分析常用参数的正常值及临床意义；

（6）了解慢性阻塞性肺疾病患者肺功能检查的特点；

（7）了解平喘药的分类及代表药物；

（8）了解慢性阻塞性肺疾病的定义、发病机制、病理生理、诊断和鉴别诊断；

（9）了解慢性阻塞性肺疾病患者的综合评估和治疗策略；

（10）了解慢性阻塞性肺疾病急性加重期抗生素的选择和机械通气治疗策略；

（11）了解慢性阻塞性肺疾病稳定期常用吸入治疗药物的选择；

（12）了解中国慢性阻塞性肺疾病防治现状及防控策略。

顺序与进度

指导课 1 张大爷有长期吸烟史。在 20 余年期间，咳嗽、咳痰反复发作，近 6 年来逐渐出现活动后呼吸困难，间断伴有双下肢水肿。虽然身体功能每况愈下，但张大爷并未重视，直至此次症状加重，伴有意识障碍，家人送到急诊抢救室救治。从诊断学角度引出咳嗽、咳痰的常见病因；呼吸困难的常见病因；引起发绀的常见原因；全身性水肿的常见病因。复习血气分析常用参数的正常值及临床意义。

指导课 2 经检查，张大爷被诊断为慢性阻塞性肺疾病急性加重、慢性肺源性心脏病、Ⅱ型呼吸衰竭和肺性脑病。了解介绍慢性阻塞性肺疾病的定义、发病机制、病理生理、诊断和鉴别诊断、综合评估和治疗策略。由治疗药物引出平喘药的分类和代表药物，以及慢性阻塞性肺疾病急性加重期抗生素规范使用。

指导课 3 入院第 2 天，张大爷病情进一步恶化，生命垂危。医生予气管插管、机械通气辅助呼吸等综合治疗。经积极抢救，5 天后张大爷顺利拔管，康复出院。在此环节中介绍慢性阻塞性肺疾病的综合评估以识别疾病急性加重的风险；一旦发生急性加重时，机械通气治疗的策略。患者康复出院时，医生嘱咐要长期规律使用吸入药物，预防慢性阻塞性肺疾病急性加重，戒烟，呼吸功能锻炼等。

指导课 1

T1-P1

患者张大爷，男，66 岁，因"反复咳嗽、咳痰 20 年，气促 6 年，加重伴嗜睡 1 天"入院。20 年来患者反复出现咳嗽，咳白色泡沫样痰，偶有少量黄色黏痰，每年冬春季节好发，尤以疲劳、受凉后明显，平均每年累计时间超过 3 个月。近 6 年来患者咳嗽、咳痰发作次数较前频繁，并出现活动后胸闷、气促，间断伴有双下肢水肿，自己未予重视。昨日患者受凉后出现咳嗽、咳痰加重，痰为黄色黏痰，量较前明显增多，伴有呼吸困难，轻度活动后即有气短，昨日烦躁失眠，自服 2 片地西泮（安定）入睡，晨起发现患者出现嗜睡，遂紧急被家人送至我院急诊室就诊。患者有 40 余年吸烟史，每日 1 包。

关键词 咳嗽 咳痰 呼吸困难

引导问题：

1. 咳嗽、咳痰的常见病因有哪些？

提问解答

2. 呼吸困难的常见病因有哪些？

3. 如果你是一名急诊科医生，该患者到达急诊室时，接下来需要重点关注哪些检查？

4. 吸烟严重程度如何评价？

T1-P2

急诊医生检查后发现，查体：体温（T）37.8℃，心率（P）120次/分，呼吸频率（R）25次/分，血压（BP）138/86 mmHg，血氧饱和度（SpO_2）84%。嗜睡，呼之能应，双眼球结膜水肿，口唇发绀，颈静脉充盈，桶状胸，触觉语颤减弱，叩诊呈过清音，两肺呼吸音低，两下肺可闻及细湿啰音和少量哮鸣音。心前区无隆起，剑突下可见心尖搏动，未触及震颤，心界叩不出，心音遥远，心率120次/分，律齐，肺动脉瓣区第二心音亢进，三尖瓣区可闻及Ⅲ/Ⅵ期收缩期杂音和舒张期杂音。腹平软，肝肋缘下3 cm，剑突下5 cm，质中，边缘钝，轻触痛，肝颈静脉回流征阳性，移动性浊音阳性，双下肢明显凹陷性水肿。

关键词　嗜睡　发绀　全身性水肿

引导问题：

1. 患者有多年咳嗽史提示有慢性支气管炎，活动后气促、双下肢水肿疑似有心脏病，为什么出现嗜睡症状呢？是呼吸系统疾病引发一系列病变，还是除呼吸系统以外，合并循环、神经系统的疾病？

2. 引起发绀的原因有哪些？

3. 全身性水肿的常见病因有哪些?

T1-P3

初步完善相关检查,结果如下:血常规:白细胞(WBC)12.8×10^9/L,红细胞(RBC)6.5×10^{12}/L,血红蛋白(Hb)158 g/L,中性粒细胞比率(N)86%,血小板(PLT)330×10^9/L。血生化:血清钾离子(K^+)4.5 mmol/L,钠离子(Na^+)142 mmol/L,氯离子(Cl^-)98 mmol/L。血气分析:pH值为7.40,动脉血氧分压(PaO_2)50 mmHg,动脉二氧化碳分压($PaCO_2$)78 mmHg,碳酸氢盐(HCO_3^-)32 mmol/L。X线胸片:两肺纹理增多、紊乱,两肺透亮度增强,两肺门血管增粗,以右下肺动脉干明显,其横径大于15 mm,心胸比尚正常,肺动脉段突出,心尖圆隆,右心室增大。心电图:Ⅱ、Ⅲ、aVF导联P波高尖,aVR呈qR型,V_5导联R/S≤1,$R_{v1}+S_{v5}$≥1.05 mV,提示肺型P波,右心房及右心室肥大,心电轴右偏。头颅CT:老年脑改变。

检测结果

关键词　血气分析

引导问题:

1. 血气分析常用参数的正常值及临床意义是什么?

2. 该患者存在哪种类型的酸碱平衡紊乱?

指导课 2

T2-P1

急诊科医生根据患者的病史、体征及辅助检查，诊断张大爷为慢性阻塞性肺疾病急性加重、慢性肺源性心脏病、Ⅱ型呼吸衰竭、肺性脑病、代偿性呼吸性酸中毒。医生给予吸氧，维持生命体征，积极与患者及其家属交代病情严重程度后，收住入院行进一步诊治。

关键词　慢性阻塞性肺疾病

提问解答

引导问题：

1. 慢阻肺的定义和发病机制是什么？

2. 慢阻肺的病理和病理生理机制是什么？

3. 慢阻肺的诊断依据和鉴别诊断有哪些？

T2-P2

患者入院后即告病重，予一级护理、低流量吸氧、心电监护、BiPAP 面罩呼吸机辅助呼吸，哌拉西林 / 他唑巴坦、左氧氟沙星联合抗感染、甲泼尼龙、特布他林、噻托溴铵解痉平喘、氨溴索祛痰等对症治疗，完善三大常规、肝肾功能、血生化、凝血常规、D-二聚体、脑钠素、降钙素原、C-反应蛋白、G 实验、GM 实验、痰培养＋药敏、痰涂片找抗酸杆菌、痰涂片找真菌、胸部 CT、腹部B 超、心脏彩超等相关检查。床位医生再次向患者及其家属交代病情：患者基础疾病多，心肺功能不全，病情危重，经积极治疗后仍有病情进一步加重的可能，需要密切观察病情变化。

关键词 平喘药 抗生素

引导问题：

1. 平喘药的分类及代表药物有哪些?

2. 慢阻肺的治疗策略是什么?

3. 慢阻肺急性加重期抗生素如何选择?

指导课 3

T3-P1

入院第 2 天，患者突然神志不清，呼之不应，心电监护：P 124 次 / 分，R 24 次 / 分，BP 130/78 mmHg，SpO_2 65%。复查血气分析：pH 7.32，PaO_2 42 mmHg，$PaCO_2$ 110 mmHg，HCO_3^- 35 mmol/L。患者病情加重，告病危，立即予气管插管、机械通气辅助呼吸抢救治疗，通气模式为同步间歇指令通气（SIMV）＋压力支持通气（PSV），潮气量（VT）420 mL，支持压力（PS）14 cmH_2O，吸氧浓度 FiO_2 45%，通气频率 12 次 / 分，呼气末正压（PEEP）5 cmH_2O。

关键词 机械通气

引导问题：

1. 慢阻肺如何评估？

提问解答

2. 慢阻肺急性加重期患者机械通气治疗策略是什么？

T3-P2

经积极治疗 5 天后，患者神志转清，呼吸平稳，拔除气管插管，继续予无创通气辅助呼吸。完善肺功能检测：FEV_1 1.50 L，FEV_1/FVC 63.5%，FEV_1 占预计值 30%，RV/TLC 52.4%，DLCO 占预计值 68%，提示阻塞性肺通气功能障碍，弥散功能中度减退。心脏彩超：EF 62%，肺动脉收缩压约 50 mmHg，肺动脉高压伴三尖瓣关闭不全，右心室增大。患者病情稳定，医生同意患者出院。出院时医生嘱咐规律使用吸入治疗药物，注意休息、避免受凉，长期家庭氧疗，无创通气辅助呼吸，监测肺功能。

关键词 肺功能 吸入治疗药物

引导问题：

1. 慢阻肺患者肺功能检查的特点是什么？

2. 慢阻肺稳定期常用吸入治疗药物如何选择？

3. 中国慢阻肺防治现状及防控策略是什么？

第二章

"肺腑之声"：支气管哮喘

支气管哮喘是一种常见的慢性呼吸道疾病。通过姚爷爷的就诊经历，帮助同学们了解支气管哮喘的发病特征；复习胸部的体格检查以及支气管哮喘的体征；了解支气管哮喘的发病机制、临床表现和诊断标准；重点掌握支气管哮喘急性发作的临床表现、鉴别诊断、治疗原则、并发症和稳定期的对应治疗；同时为哮喘患者制订长期防治计划，使患者在医生和护士指导下学会自我管理。

教案简介

姚爷爷是位 62 岁的退休工人，年轻时就喜好抽烟，有 20 年的烟龄，直到 2 年前开始经常反复发作咳嗽气喘才开始戒烟。姚爷爷的症状总是夜间重，白天轻，并且进行抗感染平喘治疗后很快能缓解，但是他并不清楚自己得了什么病，平时也没有接受正规的治疗。1 周前姚爷爷再次感冒后出现咳嗽气喘加重，严重时甚至能听到喉咙口有"鸡鸣音"，于是他到医院门诊进行一系列检查，最终诊断为支气管哮喘，但在门诊治疗几天后姚爷爷的病情出现加重，随后住院进行了一系列的对症治疗后病情终于得到缓解。医生建议姚爷爷平时需要进行吸入药物治疗，并建议姚爷爷出院后还需要制订哮喘患者的长期防治计划，并定期随访复查。

学习目的

1. 了解支气管哮喘的定义以及特征；
2. 了解支气管哮喘的病因以及发病机制，包括病理特点；
3. 了解支气管哮喘的临床表现以及相关的实验室及器械检查；
4. 了解支气管哮喘的诊断以及分期及控制水平分级；
5. 了解支气管哮喘的鉴别诊断；
6. 了解支气管哮喘的治疗方法；
7. 了解支气管哮喘的教育与管理；
8. 了解支气管哮喘的预后。

顺序与进度

指导课 1　通过姚爷爷的病例，从诊断学角度引出常见的呼吸困难以及胸闷的病因；肺部听诊干啰音、湿啰音的产生和特点，学习哮喘的定义、流行病学、病因以及发病机制，以及支气管哮喘的体征、病理表现。

指导课2　根据姚爷爷的查体、实验室检查及器械检查的相关结果，学会解读相关检查结果的意义，掌握典型哮喘的诊断标准，了解不典型哮喘的诊断以及重症哮喘的概念，着重介绍支气管哮喘的临床表现以及内科治疗原则，掌握支气管哮喘的分期及控制水平，支气管哮喘的用药及其作用机制、注意事项。

指导课3　做好哮喘患者的随访及教育和管理。

指导课 1

T1-P1

姚爷爷今年62岁，是一位退休工人，既往有"高血压"病史，平时喜欢吸烟，吸烟史20年，每日30支，2年前开始戒烟。戒烟的原因是2年前他开始反复发作胸闷气喘，有咳嗽、咳痰症状，呈阵发性，夜间以及晨起为主，无畏寒、寒战，无胸痛、咯血，季节变化时尤其明显，当地诊所予以抗感染、平喘治疗后可缓解。但是他不知道自己得了什么病。1周前他再次出现胸闷气喘加重，伴有咳嗽、咳痰，无发热、畏寒，这次发作比较严重，严重时喉部可闻及"鸡鸣音"，夜间可平卧，于是家人把姚爷爷送来呼吸科门诊就诊。

关键词　发作性胸闷气喘　夜间以及晨起为主　喉部可闻及"鸡鸣音"

提问解答

引导问题：

1. 什么是呼吸困难?

2. 哪些疾病可以引起呼吸困难?

3. 该患者诊断考虑哪种疾病?

4. 还有哪些疾病也会有类似姚爷爷这种症状？怎么和支气管哮喘来鉴别？

5. 什么是支气管哮喘？该病具有哪些特征？

6. 支气管哮喘的患病率高的？死亡率是多少？

7. 什么原因可以导致支气管哮喘的产生？

8. 支气管哮喘是如何发病的？

9. 支气管哮喘的病理。

10. 支气管哮喘患者会有哪些并发症？

11. 支气管哮喘的预后如何？

T1-P2

门诊医生检查后发现：患者生长发育良好，神志清，呼吸稍促，呼吸频率 22 次 / 分，可自行步入诊室，回答问题流利，血压 144/90 mmHg，血氧饱和度 97%，全身皮疹（－），咽不红，扁桃体无肿大，颈部未及肿大淋巴结，两肺呼吸音粗，两肺可闻及少许干啰音，心律齐，瓣膜区无杂音。腹部平软，无压痛，肝脾肋下未及，四肢关节无肿胀，神经系统体检（－）。

关键词　呼吸稍促　两肺呼吸音粗　两肺可闻及少许干啰音

引导问题：

1. 胸部的体格检查包括哪些内容？

2. 姚大爷主诉的夜间"鸡鸣音"在肺部听诊是哪一种啰音？

3. 什么是干啰音？它有哪些特点？常见于哪些疾病？

4. 支气管哮喘患者进行体格检查可有哪些体征？

指导课 2

T2-P1

姚爷爷的实验室检查项目结果如下。

（1）动脉血气分析：（FiO_2 21%）pH 7.41，PaO_2 76.5 mmHg，$PaCO_2$ 39.4 mmHg，乳酸 1.0 mmol/L。

（2）血常规：WBC 8.53×10^9/L，Hb 125g/L，PLT 184×10^9/L，N% 69.9%，L% 20.3%，EO% 0.4%。

（3）总 IgE 304 kU/L（< 60 kU/L），CRP < 5 mg/L。

（4）呼出气一氧化氮测定：FeNO 50 58 ppb，FeNO 200 25 ppb，CaNO 9.8 ppb。

（5）支气管舒张试验：吸入支扩剂之前 FVC 3.56 L（占预计值 100%），FEV_1 2.37 L（占预计值 82.6%），FEV_1/FVC 66.57%；吸入支扩剂之后 FVC 4.13 L（占预计值 116%），FEV_1 2.68 L，（占预计值 93.3%），FEV_1/FVC 64.89%，提示阳性。

（6）胸部 CT 检查：右肺少许炎性渗出，两肺支气管轻度扩张，两肺多发实性结节，较前相仿，两肺尖纤维灶，纵隔及两肺门淋巴结肿大，部分钙化，主动脉硬化。

胸部 CT 检查

关键词 总 IgE 升高 支气管舒张试验阳性

提问解答

引导问题：

1. 支气管哮喘主要的实验室检查手段有哪些？有何意义？

2. 根据实验室结果以及临床表现，你认为患者是否可诊断为支气管哮喘？

3. 你认为是否还需要采取其他辅助检查项目来明确诊断？是否存在其他不典型哮喘？如果是不典型哮喘，该如何诊断？

4. 如果你是临床医生，你如何来制定哮喘的临床诊断流程？

T2-P2

内科医生建议患者住院进一步检查，患者自觉症状不严重，以工作忙碌请不到假为由拒绝住院，医院门诊予以头孢他啶抗感染，甲泼尼龙抗炎平喘治疗 2 天后，患者再次出现咳嗽气喘加重，夜间不能平卧休息，再次至门诊就诊，收住入院行进一步检查，结果如下：

（1）动脉血气分析：（FiO_2 29%）pH 7.44，PaO_2 60.1 mmHg，$PaCO_2$ 40.1 mmHg，乳酸 1.8 mmol/L。

（2）心肌标志物、BNP、肝肾功能均未见异常。

（3）痰找抗酸杆菌、痰培养均为阴性。

（4）血 GM 试验：阴性。

（5）降钙素原：阴性。

（6）心电图：①窦性心动过速；②完全性右束支传导阻滞。

（7）扇超：静息状态下超声心动未见明显异常，EF 65%。

（8）腹部 B 超结果：脂肪肝，胆、胰、脾、双肾未见明显异常，双侧输尿管未见明显扩张，双侧肾上腺区未见明显肿块。

关键词 Ⅰ 型呼吸衰竭 咳嗽气喘加重 夜间不能平卧

引导问题：

1. 该患者属于支气管哮喘的哪个分期？

2. 支气管哮喘急性发作期是如何定义的？如何来确定该患者病情的严重程度？

3. 支气管哮喘急性发作期该如何治疗？

4. 什么是重症哮喘，应该如何治疗？

T2-P3

医生追问病史，患者平素未规律用药控制支气管哮喘，仅在发作时，临时予以万托林自行吸入治疗，待症状好转后停药。患者咳嗽气急症状未有效控制，过去1个月内，夜间因哮喘憋醒发作频繁，且自行吸入万托林次数每周＞2次，但依旧无法缓解，伴有活动明显受限。

关键词 平素未规律用药 症状未控制 活动明显受限

引导问题：

1. 你认为既往患者哮喘控制得如何？

2. 根据患者既往史，你认为患者平时应该如何治疗？哮喘可以根治吗？

3. 哮喘治疗有哪些药物？作用机制是什么？用药时有什么注意事项？

指导课 3

T3-P1

在经过一段时间住院治疗后，患者终于好转出院了，在出院前也学会了规律吸入布地奈德福莫特罗（信必可都保，1 次吸入，2 次/天）进行治疗。1 个月后患者再次来呼吸科门诊随访，这时患者没有咳嗽气喘的发作，症状控制尚可，患者追问医生是否可以停药，并且咨询他是否可以进行脱敏治疗来根治哮喘。

关键词　规律吸入治疗　症状控制　停药

提问解答

引导问题：

1. 如果你是医生，会如何回答患者关于停药的咨询？

2. 如果患者 3 个月后症状持续稳定，应该如何减量？

3. 什么是脱敏治疗？它适用于哪些哮喘患者？该患者可以进行脱敏治疗的？

T3-P2

患者自此之后，依从性良好，坚持吸入治疗，病情平稳，未有因急性发作入院，近期医护打电话给患者，指导他后续如何进行防治和自我管理，患者电话中同时咨询了哮喘的预后，听到医护人员的细致解答后，姚爷爷终于放心了。

关键词　哮喘的防治与管理

引导问题：

1. 哮喘患者应如何做好教育与管理？

2. 如果你是患者的主治医生，你会如何制订哮喘患者的行动计划表？

第三章

生命的接力赛：急性心肌梗死

导言

　　冠心病是冠状动脉粥样硬化性心脏病的简称，严重危害人类的身体健康，从而被称作"人类健康第一杀手"。急性心肌梗死（心梗）是冠心病中最凶险的类型之一，致死率、致残率高。通过强哥这个典型病例接力抢救获得成功的全过程，带领学生一起回顾循环系统症状中胸痛、意识丧失的常见病因；熟悉成人心肺复苏基础生命支持的标准救治流程；复习冠状动脉的分布和供血范围等解剖知识；熟悉冠心病的定义、分类、危险因素和发病机制；重点掌握急性心肌梗死的临床表现、常见并发症、诊断和鉴别诊断、药物治疗方案、手术治疗指征和原则；术后如何长期控制及随访注意事项；同时对于现代社会中青年代谢异常高发的健康问题、常见慢性病的一级防控、人群健康科普和胸痛中心建设的意义进行探讨。

教案简介

　　强哥是名 46 岁的软件工程师，工作繁忙，经常加班熬夜，还喜欢抽烟、饮酒。星期天上午几个好哥们约他踢足球，尽管他晚上只睡了 3～4 h，还是穿上球衣到了比赛场。才踢了十多分钟，队友小勇突然发现强哥双手捂胸大喊胸痛，他赶忙上前察看，这时强哥脸色惨白，满头大汗，一会突然倒地，意识不清。小勇赶忙进行胸外心脏按压，同时呼唤伙伴拨打急救电话，等救护车到达时强哥已经恢复了意识，急救医生立刻将他转运到附近医院的"胸痛中心"，通过心电图等检查确诊为"急性前壁心肌梗死"。心血管内科医生随即将他送入心脏导管室紧急进行冠状动脉介入手术，手术获得成功，很快强哥胸痛缓解，转危为安，并送入重症监护室进一步诊治。从强哥发病到入院完成手术，经历了生死考验的90 min。住院期间医生紧急处理了他突发胸闷、气促等心力衰竭症状，并通过检查发现他合并高血压、血脂、血糖、尿酸也已升高，建议他改善生活方式，尽早控制好机体代谢指标，按时服药，定期体检。

学习目的

　　（1）胸痛的常见病因；

　　（2）心脏骤停的常见可逆病因；

　　（3）成人心肺复苏基础生命支持的标准流程；

　　（4）冠心病的定义、分型、危险因素和发病机制；

　　（5）胆固醇的代谢途径；

　　（6）血脂与动脉粥样硬化的关系；

（7）冠状动脉的分布和供血范围；

（8）急性心肌梗死临床表现、并发症、诊断和鉴别诊断；

（9）心电图及心肌损伤标志物在心梗中的变化；

（10）心梗后心力衰竭的分级；

（11）抗血小板药物的分类及用药不良反应；

（12）心肌梗死再灌注治疗方案；

（13）冠心病二级预防药物治疗方案；

（14）控制冠心病高危因素及心血管慢性疾病的早期宣教；

（15）胸痛中心建设在心肌梗死救治中发挥的积极作用。

顺序与进度

指导课 1　以强哥为典型病例，从诊断学角度引出可能导致胸痛的常见病因及心脏骤停的可逆病因；成人心肺复苏基础生命支持的标准流程；冠心病的定义、分类、危险因素和发病机制；胆固醇的代谢途径；血脂与动脉粥样硬化的关系。

指导课 2　根据强哥发病时症状，在急救车上做的第一份心电图检查，以及急诊抢救室相关检查，引出急性心肌梗死的诊断、鉴别诊断，着重介绍急性心肌梗死的主要临床表现、并发症、再灌注治疗方法、急诊冠状动脉介入手术指征等；介绍冠状动脉解剖分布及供血区域，熟悉心电图以及心肌标志物的动态演变在诊断急性心肌梗死诊断中的价值；接着通过冠状动脉粥样硬化发生发展全过程及患者症状引出抗血小板药物分类、药理学作用和副作用。

指导课 3　根据强哥行急诊冠脉介入手术后回到心内科重症监护室后的病情变化，以及完善常规检查后发现的异常结果，引出急性心肌梗死的常见并发症；心力衰竭的分类及处理原则；规范化冠心病二级预防药物治疗；通过对冠心病危险因素的早期干预和常见慢性疾病健康宣教，提高学生对此类疾病的诊治思维；最后介绍我国心肌梗死救治的"胸痛中心"模式，探讨其发挥的积极作用及对于健康中国战略的重要性。

指导课 1

T1-P1

　　强哥今年 46 岁，是一名软件工程师，在一家世界五百强企业做部门经理，平时工作繁忙，加班熬夜也是常事，还喜欢抽烟、饮酒。星期天上午 10：00 几个好兄弟约强哥一起踢足球，尽管他晚上只睡了 3～4 h，可为了不让大家扫兴，他还是披挂上阵。才踢了十多分钟，队友小勇突然发现强哥双手捂胸大喊胸痛，等他上前察看时，强哥已经脸色惨白，满头大汗，突然应声倒下，呼之不应。小勇判断是心脏骤停，赶忙将他安置平卧，随即进行胸外心脏按压，同时呼唤同伴拨打急救电话并联系强哥家属。

关键词　中年男性　突发胸痛　心脏骤停

引导问题：

1. 引起胸痛的常见病因有哪些？

2. 引起心脏停搏的常见可逆病因有哪些？

3. 如果你在现场你会做哪些急救处理？重点关注哪些？

4. 从强哥的病例中，你认为普及急救知识和心肺复苏的必要性有哪些？

T1-P2

上午 10：30，"120" 救护车到达球场，这时强哥意识已经恢复，仍然伴随胸痛，言语费力，随车的急救中心沈医生询问其既往病史，自诉有高血压，血糖、血脂也高，均未控制。沈医生同时进行体格检查，血压 160/95 mmHg，心率 110 次 / 分，呼吸 22 次 / 分，双侧瞳孔等大等圆，直径 3 mm，光反射灵敏。双肺呼吸音清，未闻及干湿啰音，心律齐，各瓣膜区未闻及病理性杂音。腹软，无压痛，四肢肌力 V 级，双侧病理征阴性。在急救车上沈医生给强哥做了心电图，提示急性前壁心肌梗死并上传至医院 "胸痛中心院前急救微信工作群"。救护车将强哥转运至医院 "胸痛中心"。

关键词　持续胸痛　典型心电图　救护车转运

引导问题：

1. 冠心病的定义、分型、危险因素是什么？

2. 冠心病的发病机制是什么？

3. 胆固醇的代谢途径是什么？

4. 血脂与动脉粥样硬化的关系是什么？

T1-P3

10：40，急诊科医务人员已经准备好转运床在急诊科"胸痛中心"门口等候，众人迅速将强哥推入抢救室，护士立即给他心电血压氧饱和度监护、吸氧、建立静脉通道，并立即抽血化验心肌标志物、心衰标志物、血常规、血生化、血气分析，床边查心电图，并安排胸部 CT 等检查，徐医生告知同伴，强哥病情危重，要尽快通知家属需行急诊冠脉介入手术，并请心内科医生会诊。强哥复查的心电图提示急性前壁 ST 段抬高型心肌梗死。胸部 CT 提示两肺纹理增多，无纵隔增宽表现。床边快速肌钙蛋白 I 0.12 ng/mL，NT-proBNP 150 ng/L，血气分析：pH 7.40，PO_2 90 mmHg，PCO_2 40 mmHg，血常规：白细胞 12×10^9/L，中性粒细胞比例 75%，血红蛋白 150 g/L，血小板 300×10^9/L。

心电图结果

关键词 急诊处置 心电图 肌钙蛋白

引导问题：

1. 急性心肌梗死临床表现、诊断依据是什么？

2. 急性冠脉综合征的定义和分类是什么？

3. 急性 ST 段抬高型心肌梗死典型心电图改变有哪些?

4. 心肌损伤标志物的诊断意义和价值是什么?

指导课 2

T2-P1

> 上午 10 : 50，心内科导管室的王医生赶到急诊抢救室会诊，询问强哥目前胸痛症状有无缓解，通过仔细查体并结合心电图、肌钙蛋白、NT-proBNP、血气分析、胸部 CT 等检查，诊断"冠心病，急性前壁心肌梗死，心功能 Killip Ⅰ 级"明确，建议行急诊冠状动脉介入手术。王医生通过电话与强哥家属沟通病情及急诊手术事宜，家属同意配合医生全力抢救患者，她会在半小时左右到达医院。王医生让强哥签署手术同意书后随即启动导管室，与徐医生交班后立刻给强哥口服了心梗一包药，然后匆匆赶往导管室进行术前准备。

关键词　鉴别诊断　治疗原则　手术指征

引导问题：

1. 诊断急性心肌梗死时还需重点与哪些疾病相鉴别?

提问解答

2. 心肌梗死后心脏泵功能衰竭的分级是什么?

3. 急性心肌梗死再灌注治疗包括哪些?

4. 溶栓治疗的适应证和禁忌证有哪些?

T2-P2

上午 11:00,强哥被推进心脏导管室进行急诊冠脉介入手术,王医生和他的团队分工明确,井然有序。他平卧在导管室操作台上,王医生迅速消毒、铺巾,通过微创方法穿刺右侧桡动脉成功并置入桡动脉鞘管,在导丝指引下造影导管到位,根据造影结果发现强哥冠状动脉中左前降支近段次全闭塞,中远段血流不显影,危急万分。王医生随即送入导丝穿过血管堵塞段,后经过球囊充分预扩张该处病变,王医生在左前降支近段狭窄病变处置入了一枚药物洗脱支架,原本堵塞的血管成功再通。上午 11:30,手术顺利结束,强哥只觉得术中曾有一过性胸闷、心悸,后来就舒服多了,胸痛也完全缓解。随后强哥被医护人员送至心血管内科重症监护室(CCU)进一步诊治,王医生向赶来的家属告知了手术情况。

急诊冠脉介入手术

关键词　急诊手术　微创介入　血管再通

引导问题:

1. 急性 ST 段抬高型心肌梗死急诊介入手术指征有哪些?

2. 冠状动脉的分布和供血范围是怎样的?

3. 冠状动脉再灌注心律失常包括哪些?

4. 静脉溶栓后判断冠脉再通的标准有哪些？

指导课 3

T3-P1

晚上 22：20，心内科 CCU 监护室里大多数患者已经入睡，偶尔听见护士站传来铃声和监护仪器的报警声，强哥辗转难眠，感觉平躺着不舒服，有点胸闷，但坐起来似乎要舒服些，他看了看床边的监护仪显示血压 150/92 mmHg、心率 95 次/分、血氧饱和度 95%，不一会他又觉得喉咙口有点发痒，继而咳嗽，咳出了一口白痰，但他发现其中伴有深红色的血性物质，连忙按响了床头铃，值班的周医生询问了一下病情，并查体发现双肺底可闻及吸气末细湿啰音，心尖区闻及 2/6 级收缩期杂音，双下肢无水肿。他复查床边心电图发现前壁导联 ST 段较前明显回落，查看了后来复查的肌钙蛋白 9.2 ng/mL，血生化中随机血糖 12.2 mmol/L。于是周医生嘱咐护士呋塞米（速尿）20 mg 静脉推注（静注），并抽血复查 NT-proBNP，电话预约第二天早晨行床边心脏彩超检查。随后周医生到监护室门口找到了家属，告知目前病情变化，并向家属解释这种情况考虑心肌梗死后并发心力衰竭，痰中带血亦不排除是药物副作用。家属非常担心，情绪有些激动，一直在问为什么，怎么办。

关键词　夜间阵发性胸闷　药物治疗　家属情绪

提问解答

引导问题：

1. 心肌梗死后泵衰竭的发生机制是什么？

2. 急性左心衰竭的治疗方法有哪些？

3. 抗血小板聚集药物包括哪些？有哪些常见的副作用？

4. 如果你是值班医生，在家属出现情绪波动时如何做好沟通？

T3-P2

次日 07：00，强哥自觉精神明显改善，没有胸闷、胸痛的感觉。08：00，王医生带着一群医生去查房，告诉他的学生强哥是一名突发心肌梗死、心肺复苏后成功行急诊冠状动脉介入手术的典型病例，夜间有胸闷、痰中带血，后来复查的肌钙蛋白 9.2 ng/mL，NT-proBNP 上升到 1350 ng/L，考虑并发心力衰竭，嘱咐大家注意患者症状及药物副作用。10：00，心脏超声科孟医生推着超声机器来到他床边，嘱咐他躺下来配合检查，强哥有点惴惴不安，闭着眼睛做完了心脏彩超检查。孟医生告诉他具体结果到时问王医生。11：00，家属来给强哥送午饭，通过视频看见强哥应答自如，顿时百感交集。

关键词　心力衰竭　心功能评估

引导问题：

1. 心肌梗死后有哪些常见并发症？

2. 心力衰竭有哪些典型临床症状？

3. 心力衰竭的临床分类有哪些？

4. 评估患者心功能状况有哪些方法？

T3-P3

17：00，王医生带着学生晚查房，查到强哥时告知他今天做的常规检查中的异常指标，其中总胆固醇 7.55 mmol/L，低密度胆固醇 4.36 mmol/L，甘油三酯 5.28 mmol/L，尿酸 512 μmol/L，空腹血糖 7.2 mmol/L，糖化血红蛋白 6.8%，腹部 B 超提示重度脂肪肝。心电图提示窦性心律，急性前壁心肌梗死。心脏超声结果左心室前壁、前间隔收缩活动减弱，二尖瓣轻度关闭不全，射血分数 50%。王医生告诉强哥他会发生心肌梗死的多种原因，尽管目前抢救成功，但还是遗留了心梗的并发症，以后必须管住嘴、迈开腿才行，强哥认真地点了点头。王医生还把检查情况告知了家属，告知后期需要通过进一步的药物治疗及康复锻炼，才能达到更好的疗效。家属表示会督促强哥改善生活方式及按时服药，并再三感谢医生通过接力赛拯救了强哥的生命。

心脏超声结果

关键词　代谢异常　药物治疗　心脏康复

引导问题：

1. 冠心病二级预防药物治疗方案有哪些?

2. 冠心病心脏康复包括哪些内容?

3. 如何做好我国心血管慢性病的医学科普和健康宣教?

4. 胸痛中心建设在心肌梗死救治中发挥的积极作用有哪些?

第四章

到底哪根血管"犯了罪"：不稳定型心绞痛

 导言

　　冠状动脉粥样硬化性心脏病是现代生活中十分常见的疾病，分为慢性冠脉综合征和急性冠脉综合征，其中，急性冠脉综合征再分为急性心肌梗死以及不稳定型心绞痛，是危及生命的疾病。通过潘奶奶这个错综复杂的病例，带领同学们一起回顾循环系统不稳定型心绞痛的临床表现；复习冠状动脉的解剖知识以及生理功能；了解冠状动脉功能学相关知识；重点掌握不稳定型心绞痛的临床表现、鉴别诊断、手术治疗原则、术后并发症和术后治疗；同时对心电图、冠状动脉造影、肌钙蛋白在冠状动脉疾病中的重要意义进行探讨。

学习目的

　　（1）冠状动脉的解剖学结构及组织学结构；
　　（2）冠状动脉的生理功能；
　　（3）心电图的动态变化以及临床意义；
　　（4）心绞痛的临床分类；
　　（5）心绞痛的辅助检查手段；
　　（6）心绞痛的发病机制、临床表现、诊断及治疗方法；
　　（7）心电图、冠状动脉造影、肌钙蛋白在冠状动脉疾病中的重要意义；
　　（8）了解冠状动脉功能学相关知识。

顺序与进度

　　指导课1　引出心绞痛的案例，学习心源性胸痛的病因以及冠状动脉的解剖学构造、组织学结构和生理功能。
　　指导课2　给出患者实验室检查的相关结果，学习心电图检查、冠状动脉造影、肌钙蛋白在冠状动脉疾病中的重要意义，了解冠状动脉功能学相关知识。
　　指导课3　学习心绞痛的临床分类、病理特点、发病机制、临床表现、诊断、鉴别诊断及治疗。

指导课 1

T1-P1

潘奶奶，73岁，无吸烟、饮酒史，没有相关家族性遗传病史，最近1个月总是时不时出现胸口疼痛，活动后特别明显，是一种闷压的感受，大约3 min就可以自行缓解，不用吃药，也没有头晕恶心、心慌气急、肩背放射痛等不适感受。潘奶奶一直有高血压病，长期服用药物控制，血压控制的不错，平时没有头疼头晕的感受，偶尔咳嗽是慢性支气管炎所致，近期无发作服药。这次因为胸口疼痛来就诊，入院测体温36.5 ℃，脉搏75次/分，呼吸18次/分，血压130/70 mmHg，神志清晰，呼吸平稳，自主体位，对答切题，口唇红润，颈静脉无怒张，肝颈静脉反流征阴性，双肺未及干湿啰音，心率75次/分，律齐，无病理性杂音，腹软，无压痛，双下肢无水肿。

关键词 胸痛

提问解答

引导问题：

1. 胸痛可能的原因有哪些？

2. 心源性胸痛评分。

3. 患者的胸痛特点如何？如何进一步规范问诊？是劳力性心绞痛吗？属于稳定型心绞痛吗？

4. 需要进一步完善的辅助检查有哪些？依据是什么？

T1-P2

入院后医生开出以下实验室检查项目。

心电图检查结果见二维码。

胸部 X 线提示慢性支气管炎，血脂分析提示低密度脂蛋白胆固醇 1.60 mmol/L，三酰甘油 1.89 mmol/L，肝功能检测未见明显异常，血气分析提示 PO_2 66 mmHg，PCO_2 39.2 mmHg，乳酸 1.3 mmol/L，电解质、心肌标志物未见明显异常。心脏彩超提示静息下未见明显异常，左心室射血分数（LVEF）60%。动态心电图提示平均心率 75 次 / 分，最快心率 111 次 / 分，最慢心率 61 次 / 分，窦性心律，房性期前收缩 80 个，2 阵短阵房速，室性期前收缩 2 个。

入院治疗：

低盐低脂饮食；

阿司匹林肠溶片 100 mg 1 次 / 天（qd）；

硫酸氢氯吡格雷 75 mg 1 次 / 天（qd）；

瑞舒伐他汀 10 mg 1 次 / 晚（qn）；

苯磺酸氨氯地平 5 mg 1 次 / 天（qd）；

单硝酸异山梨酯 5 mg 3 次 / 天（tid）

完善术前准备行择期冠脉造影术。

心电图结果

关键词　心电图　心肌缺血

引导问题：

1. 患者静息心电图未见明显心肌缺血可以排除心绞痛吗？

2. 还有其他方法可以检查心肌缺血吗？

3. 不稳定型心绞痛短期危险分层是什么？

指导课 2

T2-P1

择期完善冠状动脉造影, 结果见二维码。

LM 未见明显狭窄; LAD 中段 (D1 发出后)50% 狭窄, 中远段 60% ~ 70% 狭窄; LCX 中段 80% 狭窄; RCA 近中段长病变, 狭窄处最重约 90%, 累及右心室支开口, 狭窄 50%; 远段 (后三叉前) 60% ~ 70% 狭窄; RCA 血运重建, 置入支架 2 枚, 术后 TIMI 血流 3 级。

潘奶奶冠状动脉血管条件果然很不理想, 不仅需要改善患者的症状, 尤为重要的是改善患者的预后。

冠状动脉造影

关键词 冠状动脉造影

引导问题:

1. 冠状动脉解剖学结构及组织学结构是怎样的?

提问解答

2. 冠状动脉循环的生理功能有哪些?

3. 冠状动脉造影检查的意义? 根据造影结果, 你认为罪犯血管 (引起患者缺血性胸痛血管) 是哪里?

T2-P2

术后患者胸痛再次发作, 心电图提示完全性左束支阻滞, 先后两次舌下含服硝酸甘油未缓解, 予硝酸甘油持续静脉泵入后仍有症状, 进一步联合钙离子通道抑制剂控制心绞痛, 效果仍不理想。

患者主诉术后右下肢疼痛，听诊未见明显异常，行下肢血管 B 超提示右侧下肢深静脉血栓形成，左侧下肢深静脉血流通畅，D- 二聚体 1.83 mg/L，血气分析：PO_2 76 mmHg，PCO_2 33.4 mmHg，乳酸 1.1 mmol/L，心肌标志物提示超敏肌钙蛋白 I 0.1102 ng/mL，肌酸激酶同工酶 1.0 U/L，心电图提示窦性心律，新发完全性左束支阻滞，并且具有动态变化。

心电图变化

关键词 肺栓塞 深静脉血栓形成

引导问题：

1. 患者再次胸痛发作的原因？深静脉血栓形成如何分析？

2. 患者是否合并肺栓塞？下一步诊疗方案是什么？

3. 根据目前情况，如何与患者及家属沟通？

T2-P3

在院期间，因临床诊断的不确定性，不同的医生复查多次双下肢血管 B 超提示：右侧下肢股静脉、大隐静脉阻塞血栓形成可能，右侧下肢深静脉血流通畅；右侧下肢深静脉血栓形成，左侧下肢深静脉血流通畅；右侧下肢深、浅静脉血流通畅。是不是很奇怪？一会儿有血栓，一会儿又消失了，这是为什么呢？在治疗上需要怎么调整？如何与潘奶奶以及她的家属进一步沟通，得到她们的理解和支持，继续开展治疗呢？

关键词 下肢深静脉血栓消失

引导问题：

1. 患者下肢 B 超检查结果短期内变化的原因是什么？是否仍然需要抗凝治疗？

2. 患者应用硝酸异山梨酯（异舒吉）后胸痛症状显著缓解，下一步治疗方案是什么？

3. 患者需要再次进行冠脉造影术，适应证及禁忌证如何？

指导课 3

T3-P1

复查冠状动脉造影并行 LCX 冠状动脉支架置入术提示：LM 未见明显狭窄，LAD 中段（D1 发出后）50% 狭窄，中远段 60%～70% 狭窄，LCX 中段 80% 狭窄，RCA 近中段支架通畅，无再狭窄，远段（后三叉前）60%～70% 狭窄，LCX 血运重建，置入支架 1 枚，术后 TIMI 血流 3 级。

术后患者无胸痛再发，药物治疗如下：

华法林 4.5 mg qn；

阿司匹林肠溶片 100 mg qd；

硫酸氢氯吡格雷 75 mg qd；

瑞舒伐他汀 10 mg qn；

硝苯地平缓释片 30 mg qd；

单硝酸异山梨酯 50 mg qn；

地尔硫䓬 30 mg tid；

琥珀酸美托洛尔缓释片 23.75 mg qd。

冠状动脉造影并行
LCX 支架置入术

关键词 冠心病的药物治疗

引导问题：

1. 抗凝药与抗血小板药的区别是什么？

提问解答

2. PCI 术后冠心病的二级预防，双联抗血小板至少多久？

3. 冠心病二级预防的"ABCDE"具体是什么？

T3-P2

二次手术后患者胸痛无再发，出院前复查 INR 达标，告知患者出院后 7 天门诊复查 INR，1 个月后门诊复查心电图、肝功能、血脂、血生化、肌酸激酶，不适随诊。患者心血管内科专科门诊随访 3 年，病情稳定，未再住院。

关键词　出院　随访

引导问题：

1. 什么情况下此患者可以考虑出院？

2. 患者出院后的用药指导以及健康教育。

3. 患者的血脂如何控制？

4. 服用华法林需要注意什么？此患者 INR 目标值是什么？停药指征是什么？有无其他药物可以替代？

第五章

逃出糖果屋：糖尿病性酮症酸中毒

导言

在人们既往印象中，糖尿病是中老年人的"专有疾病"。但近年来，越来越多的年轻人患上了糖尿病，这可能与高糖饮食、工作压力大有一定的关系。通过小王这个病例，带领同学们一起回顾糖尿病基础知识、分型、临床表现，了解糖尿病发病机制及病理生理，糖尿病降糖药种类与作用机制，熟练掌握糖尿病诊断与分型、糖尿病危重症（酮症酸中毒、高渗性高血糖）的处理原则。同时对于我国儿童或青少年糖尿病患者的健康和心理问题、常见慢性疾病的预防、健康宣教进行了探讨。

教案简介

小王是一个高中二年级的男生，最爱吃各种甜食。每天午饭和晚饭后都要喝一瓶可乐，连自己的卧室都堆满了糖果和糕点，别人戏称他的卧室是"糖果屋"，仿佛墙壁都是饼干混合着蜜糖。最近，小王觉得自己体重下降明显，在学校上课时总打瞌睡，提不起精神。家长以为他"气虚"，特地煮点红糖水给他健脾补气。但红糖水下肚后，乏力症状愈明显。2天前，小王放学后感觉有低热，消化不良。家长看他越来越虚弱，只好把他送到急诊内科救治，急诊诊断为糖尿病性酮症酸中毒，立即转至内分泌科病房，予积极补液、降糖、抗感染等对症治疗后，小王低热及纳差症状好转，待病情平稳后，调节降糖方案并筛查糖尿病相关并发症，最终予出院。

学习目的

（1）了解引起消化不良的原因；

（2）了解正常体温范围；

（3）了解引起发热的原因；

（4）了解我国青少年摄入过度糖分的问题；

（5）了解胰岛素的生理作用机制；

（6）了解升高血糖的激素类型；

（7）了解正常的葡萄糖代谢；

（8）了解糖尿病的诊断及分型；

（9）了解糖尿病的主要临床表现；

（10）了解1型糖尿病与2型糖尿病的区别；

（11）了解糖尿病降糖药种类与作用机制；

（12）了解糖尿病性酮症酸中毒的诱因及其病理生理机制；

（13）了解糖尿病性酮症酸中毒的诊断及鉴别诊断；

（14）了解糖尿病性酮症酸中毒的治疗原则；

（15）了解糖尿病性酮症酸中毒的并发症及防治原则；

（16）了解咳嗽、咳痰的病因；

（17）了解呼吸困难的病因及发病机制；

（18）了解呼吸衰竭的类型及病情分级；

（19）了解糖尿病性酮症酸中毒医患沟通；

（20）了解胰岛素使用的适应证；

（21）了解二甲双胍的适应证、禁忌证或不适应证；

（22）了解糖尿病的一级预防及健康中国的重要性。

顺序与进度

指导课 **1**　以小王这样典型的糖尿病的病例，从诊断学角度引出常见的消化不良、发热的原因，人体胰岛素的生理作用机制，升高血糖的激素类型及血糖的代谢途径。

指导课 **2**　根据小王入院后的临床表现和检查，引出糖尿病的分型及临床表现，糖尿病发病机制及病理生理，糖尿病降糖药种类与作用机制，糖尿病的诊断与鉴别诊断。

指导课 **3**　通过小王病情的突发变化导出糖尿病危急症（糖尿病性酮症酸中毒）的诊断及处理原则。初步探讨糖尿病患者常见慢性病管理，疾病科普和健康宣教的重要性。

指导课 1

T1-P1

小王是一个高中二年级的男孩，最爱吃各种甜食。每天中午饭和晚饭后都要喝一瓶可乐，连自己的卧室都堆满了糖果和糕点，别人戏称他的卧室是"糖果屋"，仿佛墙壁都是饼干混合着蜜糖。最近，小王觉得自己体重下降明显，在学校上课时总打瞌睡，提不起精神。家长以为他"气虚"，特地煮点红糖水给他健脾补气。但红糖水下肚后，乏力症状愈加明显。2天前，小王放学后感觉有低热，消化不良。家长看他越来越虚弱，只好把他送到急诊内科救治。

关键词　消化不良　低热　乏力

引导问题：

1. 引起消化不良的原因有哪些？

提问解答

2. 人的正常体温范围。

3. 引起发热的原因有哪些？

4. 如果你是一名急诊科医生，该患者到达急诊室时，首先需要重点关注哪些检查？

5. 你如何看待目前我国青少年摄入过度糖分的问题？

T1-P2

家长把小王送到医院后，急诊室的李医生接诊后询问他的病史。2 天前小王放学后，一直觉得消化不良，吃不下东西，偶尔有低热。因为吃得不多，家长还给他煮红糖水，以为可以补充营养。李医生对小王进行了详细的体格检查：体温 37.8 ℃，血压 117/80 mmHg，心率 110 次 / 分，呼吸 22 次 / 分，神志清，精神萎，体型正常，双肺呼吸音粗，右肺肺底可及少量湿啰音，左肺阴性，心率齐，各瓣膜区未闻及杂音腹平软，上腹部轻压痛，无反跳痛。双侧肢体无水肿，双侧病理征阴性。末梢血随机血糖 28.1 mmol/L。

关键词　高血糖　糖尿病

引导问题：

1. 胰岛素的生理作用机制是什么？

2. 升高血糖的激素类型。

3. 正常的葡萄糖代谢机制。

4. 糖尿病的诊断及分型。

5. 糖尿病的主要临床表现。

6. 1 型糖尿病与 2 型糖尿病的区别。

7. 糖尿病降糖药种类与作用机制。

指导课 2

T2-P1

20：00，小王在急诊内科完善相关检查：血气 pH 7.18，PaO_2 78 mmHg，$PaCO_2$ 34 mmHg，Lac 1.9 mmol/L，尿常规：尿酮体 2+，尿葡萄糖 4+；急诊生化：血钠 129 mmol/L，血钾 5.6 mmol/L，肌酐 126 μmol/L，血糖 31.4 mmol/L，BNP 23 pg/mL；心肌酶谱：未见明显异常。胸部 CT：右肺炎症。

关键词 尿常规 急诊生化

提问解答

引导问题：

1. 糖尿病性酮症酸中毒的诱因及其病理生理机制。

2. 糖尿病性酮症酸中毒的诊断及鉴别诊断。

T2-P2

小王住进内分泌代谢科病房，予以心电监护，吸氧，胰岛素静脉泵入降糖，抗病毒，积极补液纠正电解质及酸碱平衡代谢紊乱，防治并发症等对症治疗。内分泌科的张医生跟小王的家长签署了医患沟通单和病危通知书。小王的病情若进一步发展，有诱发呼吸衰竭、败血症、感染性休克的可能，随时有生命危险。

关键词 降糖 补液 医患沟通

引导问题：

1. 糖尿病性酮症酸中毒的治疗原则。

2. 糖尿病性酮症酸中毒补液的治疗。

3. 糖尿病性酮症酸中毒补碱原则。

4. 糖尿病性酮症酸中毒的补钾原则。

5. 糖尿病性酮症酸中毒的并发症及防治原则。

指导课 3

T3-P1

入院当晚 24∶00，心电监护仪示小王的血氧饱和度突然从 98% 降至 90%，查体：喉部有明显的痰鸣音，心率波动在 95 ~ 130 次 / 分，血压波动在 100 ~ 110/70 ~ 80 mmHg，护士立即叫醒小王，小王呼之能应，但自觉咳嗽、咳痰明显，同时有痰咳不出。立即予吸痰，氧流量从 2 L/h 至 5 L/h，建议小王俯卧位，头向一侧倾斜。张医生及时与小王家属沟通，小王肺部感染明显，肺部炎性组织渗出增多，会出现咳嗽、咳痰，咳痰若不易咳出，堵塞呼吸道，有诱发窒息可能，随时有生命危险。

关键词 咳嗽 呼吸困难

引导问题：

1. 咳嗽、咳痰的病因。

提问解答

2. 呼吸困难的病因及发病机制。

3. 肺源性呼吸困难的临床表现。

4. 根据 PaO_2，呼吸衰竭的类型及病情分度。

T3-P2

当晚 00：30，小王生命体征：心率波动在 85～110 次／分，血压波动在 100～120/70～85 mmHg，氧饱和度波动在 94%～98%，血糖波动在 7～20 mmol/L。3 天后，小王觉得乏力、消化不良等症状较前稍好转，但仍有咳嗽、咳痰，咳白黏痰。早上复查酸中毒已纠正，电解质示血钠 131 mmol/L，尿常规示酮体 1+，停用静脉胰岛素，改为皮下胰岛素泵强化降糖治疗。

关键词　胰岛素　控制目标

引导问题：

1. 胰岛素使用的适应证是什么？

2. 糖尿病综合控制目标是什么？

3. 二甲双胍的适应证、禁忌证或不适应证有哪些？同时，你觉得该患者可以使用二甲双胍降糖吗？

T3-P3

经过 10 天治疗，现小王酸中毒及酮症已纠正，复查胸部 CT 示右肺炎症较前明显吸收。胰岛功能示 C 肽（空腹、30 min、60 min、120 min、180 min）456、692、894、1129、526 pmol/L。糖尿病抗体：IAA、ICA、Zn8 抗体阴性。现降糖方案为二甲双胍 0.5 g，2 次/天（bid）；西格列汀 100 mg，1 次/天（qd），阿卡波糖 50 mg，3 次/天（tid），辅以止咳、化痰治疗。小王病情平稳，予以出院。张医生嘱咐小王，出院后尽量避免高糖饮食，规律糖尿病饮食和运动，在家定期监测血糖。1 周内分泌科门诊随访，复查血糖等指标。小王听后，表示回去一定要"逃出糖果屋"，告别高糖饮食的生活习惯。

关键词　康复锻炼　血糖监测　健康宣教

引导问题：

1. 你认为小王的糖尿病分型是什么？

2. 你认为小王出院后有哪些注意事项？

3. 通过小王的例子请你谈一下糖尿病的一级预防和建设"健康中国"的重要性。

第六章

一场感冒引发的"血"案：IgA 肾病

 导言

原发性 IgA 肾病是我国最常见的原发性肾小球疾病，也是导致终末期肾病最常见的原发性肾小球疾病，通过患者小静这个病例的诊治经过，带领同学们一起回顾肾脏的解剖学结构、组织学结构及生理功能；复习尿色改变的意义、血尿的病因及鉴别诊断、肾脏疾病相关实验室检查手段及意义；了解正常肾脏的超声表现以及肾穿刺活检的相关知识；重点掌握原发性肾小球疾病的病理分类、IgA 肾病的发病机制、临床表现、诊断、鉴别诊断、治疗方案以及预后预测模型；同时针对如何对慢性肾脏病患者诊治过程中的不理解、不配合进行有效沟通这一问题进行了探讨。

教案简介

小静是名 25 岁的工人，因上呼吸道感染后出现尿色加深，至当地医院给予静脉使用青霉素输注 2 天后咽痛好转，体温正常，但尿色更深，肾内科门诊检查提示镜下血尿、尿蛋白（+）、尿多形红细胞 90%，遂收住入院行进一步检查，结果提示镜下血尿、尿蛋白（2+）、尿多形红细胞 90%、24 h 尿蛋白定量 2.5 g/2000 mL、血 IgA 升高、腹部 B 超提示双肾皮质回声增强。为明确诊断，医生建议患者实施经皮肾穿刺活检，告知主要风险是出血。患者害怕并发症发生，拒绝肾穿刺，但对病情焦虑不已，睡眠极差。医生与患者及家属再次沟通后，同意肾穿刺活检，结果：肾小球系膜区可见颗粒状 IgA 为主的免疫球蛋白沉积。因此，小静"IgA 肾病"诊断明确，予以药物治疗及饮食、生活方式的指导，嘱患者定期到肾内科门诊随访。经上述治疗 3 个月后患者至肾脏内科专科门诊随访，复查 24 h 尿蛋白定量为 2 g/2000 mL，门诊医生加用硫酸羟氯喹 0.1 g，每日 3 次口服。后患者定期肾内科门诊随访 3 年，监测 24 h 尿蛋白定量均在 0.7 g/d 以下，病情稳定，未再住院。

学习目的

（1）了解尿色改变的意义及血尿的病因、鉴别诊断；

（2）了解肾脏的解剖学结构及组织学结构；

（3）了解肾脏的生理功能；

（4）了解肾脏疾病的实验室检查手段；

（5）了解尿液检查、抗"O"、免疫球蛋白、补体测定在肾脏疾病中的意义；

（6）了解原发性肾小球疾病的病理分类；

（7）了解 IgA 肾病的发病机制、临床表现、诊断、鉴别诊断、治疗方案以及预后预测；

（8）了解正常肾脏的超声表现；

（9）了解肾穿刺活检的相关知识（适应证、禁忌证、肾活检的内容和方法）。

顺序与进度

指导课 1　引出 IgA 肾病的案例，学习尿液颜色改变的意义、血尿的常见病因及鉴别诊断，学习肾脏的解剖学结构、组织学结构和生理功能。

指导课 2　给出患者实验室检查的相关结果，学习尿液检查、抗"O"、免疫球蛋白、补体检查在肾脏疾病中的重要意义，学习肾脏疾病的主要实验室检查手段及意义，了解肾穿刺的相关知识。

指导课 3　学习肾小球疾病的病理分类、IgA 肾病的病理特点、发病机制、临床表现、诊断、鉴别诊断、治疗及预后预测模型。

指导课 1

T1-P1

患者小静，女，25 岁，于 1 天前无明显诱因下出现发热、咽痛，体温峰值 37.8 ℃，伴尿色加深，呈深橘黄色，无畏寒、寒战，无咳嗽、咳痰，无鼻塞、流涕，无胸闷、胸痛，无头晕、头痛，至当地医院就诊，诊断为"急性上呼吸道感染"，给予静脉使用青霉素输注 2 天，咽痛好转，体温恢复正常，但尿色更深，转为茶色，故再次至肾内科门诊就诊。

关键词　发热咽痛　尿色

提问解答

引导问题：

1. 正常的尿液外观是怎样的？尿色改变见于哪些情况？

2. 尿色呈茶色见于什么情况？与血尿有什么关系？

3. 红色尿一定是血尿吗？

4. 真性血尿的常见病因有哪些?

5. 如何初步判断血尿的来源?

T1-P2

门诊医生检查后发现患者生命体征平稳, 血压 127/83 mmHg, 神志清, 精神可, 无水肿, 无皮疹, 咽红, 扁桃体Ⅱ度肿大, 表面充血, 无脓性分泌物, 颈部未及肿大淋巴结, 两肺呼吸音清, 无啰音, 心律齐, 无杂音。腹部平软, 无压痛, 肝脾肋下未及, 双侧肾区叩击痛（+）。四肢关节无肿胀, 神经系统体检（-）。

关键词 咽红 扁桃体肿大 肾区叩击痛

引导问题:

1. 如何判断扁桃体肿大的程度? 引起扁桃体肿大的常见原因有哪些?

2. 肾区位于哪里? 肾区叩击痛可能的原因有哪些?

3. 肾脏的解剖学结构及组织学结构是怎样的?

4. 肾脏的生理功能有哪些？

指导课 2

T2-P1

内科医生开出实验室检查项目，结果如下：

（1）尿常规：RBC 20 ~ 25/HP，蛋白（＋）。

（2）血常规：WBC 9×10^9/L，N 60%，RBC 4.2×10^{12}/L，PLT 256×10^9/L，Hb 130 g/L。

（3）CRP ＜ 5 mg/L。

（4）肾功能：BUN 4.5 mmol/L，SCr 60 μmol/L。

（5）尿相差显微镜检查：多形红细胞 90%。

关键词 尿红细胞高　尿蛋白阳性　多形红细胞 90%

提问解答

引导问题：

1. 肾脏疾病主要的实验室检查手段有哪些？有何意义？

2. 尿相差显微镜检查的意义？根据实验室结果，你认为患者病变部位在哪里？

3. 你认为是否还需要采取其他辅助检查项目来明确诊断？

T2-P2

内科医生将患者收住入院行进一步检查，结果如下：

（1）尿常规：RBC 35 ~ 50/HP，蛋白（2+）。

（2）尿相差显微镜检查：多形红细胞90%。

（3）抗"O"：<400 IU/m。

（4）中段尿培养结果：阴性。

（5）24 h尿蛋白定量2.5 g/2000 mL。

（6）血免疫球蛋白结果：IgG 8 g/L（7.23 ~ 16.8 g/L），IgA 5.8 g/L（0.69 ~ 3.82 g/L），IgM 0.78 g/L（0.63 ~ 2.77 g/L）。

（7）补体：C3：0.88 g/L（0.88 ~ 2.01 g/L），C4：0.21 g/L（0.16 ~ 0.47 g/L）。

（8）腹部B超结果：双肾皮质回声增强，双侧输尿管未见明显扩张，左肾静脉未见受压，肝胆胰脾未见异常，腹腔未见肿大淋巴结。

关键词　镜下血尿　多形红细胞　大量蛋白尿　血IgA升高　B超双肾皮质回声增强

引导问题：

1. 尿蛋白阳性的意义是什么？

2. 抗"O"、免疫球蛋白、补体测定在肾脏疾病中的重要意义有哪些？

3. 正常肾脏的超声表现是怎样的？

4. 根据目前检查，可以确诊吗？还需要补充病史吗？

T2-P3

医生追问既往史及家族史，小静回忆曾经有过3次感冒后进行尿常规检查有异常，医生告知有"镜下血尿"，但无尿频尿急尿痛的症状，当时医生诊断为"泌尿道感染"，予以口服抗生素治疗1周，未复查尿常规变化，也没有定期门诊随访。无类似疾病家族史。

关键词　反复感冒后镜下血尿

引导问题：

1. 你认为既往"泌尿道感染"的诊断正确吗？

2. 根据患者既往史，你认为下一步怎么办？

3. 经皮肾组织活检的适应证和禁忌证有哪些？

指导课 3

T3-P1

为明确诊断，医生建议患者实施经皮肾穿刺活检，告知主要风险是出血。患者害怕并发症发生，拒绝肾穿刺，但对病情焦虑不已，睡眠极差。医生与患者及家属再次沟通，经慎重考虑后，患者及家属均同意行该检查。肾穿刺病理光镜及免疫荧光结果：肾小球系膜区可见颗粒状 IgA 为主的免疫球蛋白沉积。

肾穿刺病理

关键词　肾小球系膜区　颗粒状　IgA 沉积

引导问题：

1. 如果你是患者床位医生，当患者害怕肾穿刺焦虑不已时，如何进行有效的医患沟通？

提问解答

2. 原发性肾小球疾病的病理分类有哪些？

3. 肾活检的内容和方法有哪些？

4. 根据肾活检结果，目前诊断考虑什么？依据是什么？需要与哪些疾病鉴别？

T3-P3

通过患者的症状、体征，结合辅助检查，医生明确了诊断，初始给予以下治疗：培哚普利（ACEI）4 mg，每日 1 次；限制饮食钠摄入；控制体重，适当锻炼。嘱患者预防和积极控制急性上呼吸道感染，注意尿色变化及水肿情况，定期到肾内科门诊随访。经上述治疗 3 个月后患者至肾脏内科专科门诊随访，复查 24 h 尿蛋白定量为 2 g/2000 mL，门诊医生加用硫酸羟氯喹 0.1 g，每日 3 次口服。后患者定期肾内科门诊随访 3 年，监测 24 h 尿蛋白定量均在 0.7 g/d 以下，病情稳定，未再住院。

关键词　治疗　随访

引导问题：

1. IgA 肾病的发病机制以及与感染的关系。

2. IgA 肾病的临床表现有哪些？

3. IgA 肾病的治疗方法有哪些？

4. 如何预测 IgA 肾病的预后？

第七章

挥向"出血恶魔"的三板斧：上消化道出血

导言

　　消化道短时间内大量出血称急性大出血，临床表现为呕血、黑便、便血等，并伴有血容量减少引起的急性周围循环障碍。上消化道出血常表现为急性大出血，是临床常见急症。本课程从患者老余入院开始展开学习讨论，循序渐进地掌握上消化道出血的临床表现、诊断依据、鉴别诊断等诊断思维，学习如何评估病情（包括输血指征的评估，出血严重程度及周围循环状态的判断，出血是否停止的评估等）；带领大家回顾消化性溃疡的发病机制，出血性休克的基本概念、分期，掌握上消化道出血的治疗原则，了解内镜下止血的方法，熟练使用"止血三板力斧"。探讨危重症患者的谈话和沟通技巧。

教案简介

　　患者老余参加老朋友乔迁之喜宴请。第二天中午突感乏力、心慌，排便后眼前发黑，在厕所摔倒。老伴闻声赶来扶起老余，发现厕所内糊状大便，色深似柏油状。家人立即把他送至医院。老余的出血病史"悠久"，30年前因"胃溃疡"行"胃大部切除术"，4年前因"上消化道出血"住院，内镜下没有发现明显出血灶。入院后医生立即行急诊胃镜示吻合口溃疡伴出血，内镜下APC烧灼，药物对症处理，出血缓解，家人如释重负。准备出院前一天，老余突然又大量呕血，"出血恶魔"再次汹涌来袭。消化内科、介入科、胃肠外科医生齐心协力，通过内镜止血、DSA止血及手术这三板斧，把病情控制稳定下来。期间患者多次休克告病危，靠着迅速默契的医护配合、快捷有效的沟通、家属的理解支持，最终打赢了这场保卫战，患者好转出院。

学习目的

　　（1）了解上消化道出血的病因；

　　（2）了解上消化道出血的临床表现；

　　（3）了解消化道出血病情评估；

　　（4）了解消化性溃疡的发病机制；

　　（5）了解出血性休克的基本概念及临床表现；

　　（6）了解上消化道出血的治疗原则；

　　（7）了解质子泵抑制剂的药理学作用和副作用；

　　（8）了解上消化道出血的内镜治疗方法；

　　（9）了解DSA、手术治疗时机的选择；

（10）了解上消化道出血预后的判断；

（11）了解休克、危重患者的沟通要点。

顺序与进度

指导课 1　以老余上消化道出血的病例，引出上消化道出血的定义、判断上消化道出血的方法，通过对上消化道阳性体征的分析，掌握贫血严重程度的分级、出血量的判断、输血指征的评估。

指导课 2　根据老余入院后的查体、实验室检查，结合内镜下表现，学习上消化道出血诊断、鉴别诊断及内镜下常规治疗方案。鉴于消化性溃疡为上消化道出血最常见原因，着重介绍了消化性溃疡的发病机制和病理特征；了解质子泵抑制剂的药理机制；随着治疗的深入，进一步掌握再出血判断的要点。

指导课 3　通过老余病情的突然加重，掌握上消化道出血诊治流程，学习内镜下止血的基本方法及 DSA、手术治疗的最佳时机；熟悉失血性休克的机制和临床表现；了解危重抢救期间如何与家属沟通、交流及预后的判断。

指导课 1

T1-P1

患者老余，男，57 岁，参加老朋友乔迁之喜宴请。第二天早上老余感觉有些头昏，没力气，只当是自己昨日贪杯了些，未予重视。中午感到乏力加重，明显出现心慌。老伴建议他下午不要出去遛弯。老余惦记着下午朋友约茶，含含糊糊不置可否。饭后排便突然眼前发黑，在厕所摔倒，所幸没有摔伤。老伴闻声赶来扶起老余，发现厕所内糊状大便，色深似柏油状。家人立即叫救护车把他送至医院。

关键词　黑便　柏油样

提问解答

引导问题：

1. 黑便一定是消化道出血吗？

2. 消化道出血的主要临床表现有哪些？

3. 什么是上消化道出血？

4. 如何判断上消化道还是下消化道出血？

T1-P2

老余被送至急诊抢救室，老伴告诉急诊医生，他平时偶尔饮酒，有高血压病史一年，不肯吃降压药，血压基本没有监测，没有糖尿病。医生检查后发现：体温 37.1 ℃，血压 155/100 mmHg，心率 108 次 / 分，呼吸 22 次 / 分，贫血貌，神志清，呼吸平稳，应答切题，两肺呼吸音清，无啰音，心音有力，心律齐，无杂音。腹部平软，无压痛，肝脾肋下未及，肠鸣音活跃。

急诊医生开出实验室检查项目，结果如下：

（1）血常规：WBC 12×10^9/L，N 87.5%，RBC 2.98×10^{12}/L，BPC 256×10^9/L，Hb 87 g/L。

（2）粪常规：黑色，隐血 +。

关键词　贫血貌　肠鸣音

引导问题：

1. 什么是肠鸣音活跃？

2. 贫血的原因有哪些？

3. 贫血的轻重程度分级。

4. 出血严重程度的估计。

5. 输血指征的判断。

指导课 2

T2-P1

> 急诊医生立即予补液对症处理，建议老余住院进一步治疗。这时患者女儿、儿子赶到医院，并补充病史，患者 1991 年因"胃溃疡"行"胃大部切除术"，2018 年底因"上消化道出血"在消化内科住院治疗，内镜下未见明显出血灶，症状缓解后出院。3 年来患者反复嗳气、上腹不适，间断口服"奥美拉唑"等控制症状。有高血压病史 1 年余，未予药物控制。急诊医生再次告知病情，并迅速安排住院手续。
>
> 患者入院时生命体征：体温 36.8℃，心率 67 次 / 分，呼吸 14 次 / 分，血压 155/100 mmHg，入院后完善相关检查，心电图：窦性心律，左心室高电压。腹部 B 超结果：肝胆胰脾未见异常，双肾未见明显异常，腹腔未见肿大淋巴结。

关键词 上消化道出血原因 上消化道出血发病机制

提问解答

引导问题：

1. 上消化道出血的病因有哪些？

2. 消化性溃疡的发病机制有哪些？

3. 消化性溃疡的病理特征是什么？

T2-P2

入院后医生评估患者病情，立即行急诊胃镜检查。内镜医生在胃镜下见吻合口胃侧见一约 0.5cm×0.5cm 浅溃疡，表面见血管结节，于溃疡边缘活检，后出现活动性渗血，立即予氩离子凝固术（APC）止血处理。内镜检查结束后，老余病情平稳，继续予质子泵抑制剂等药物治疗。床位医生简单交代了出血原因及目前的治疗方案，再次嘱咐老余暂时不能吃东西，安排家属陪护事宜。

胃镜表现

关键词 出血原因 质子泵抑制剂

引导问题：

1. 如何判断出血部位及病因？

2. 如何判断出血是否停止？

3. 是否可以通过观察血红蛋白的升降来评估是否存在出血？

4. 质子泵抑制剂的药理和不良反应。

5. 质子泵抑制剂如何分类？

指导课 3

T3-P1

　　老余准备出院的前一天晚上，老伴看他状态不错，就回家整理收拾，留老余一个人在医院自己照顾自己。老余吃了点晚饭，刚想打电话给老朋友报喜，突然感觉乏力心慌症状又出现了，还没缓过神来，突然哇地一下呕出大量暗红色的液体。旁边病友吓坏了，立即喊来医生护士。护士扶他躺下，估计呕血量约 1000 mL。迅速监护生命体征：体温 36.6 ℃，心率 129 次 / 分，呼吸 18 次 / 分，血压 86/52 mmHg，老余面色苍白，四肢湿冷。扩容、输血，有条不紊，并联系家属立即赶来。行急诊胃镜检查，见残胃胃腔内大量暗红色血液，反复冲洗、抽吸，均无法良好暴露吻合口，吻合口大弯侧见喷射状血柱，基底部无法窥清。内镜检查期间，老余出现烦躁、不配合，血压进行性下降至 38/20 mmHg，心率逐渐下降至 26 次 / 分。果断终止内镜检查，请介入科及胃肠外科紧急会诊。

胃镜检查

关键词　上消化道出血的治疗

引导问题：

1. 上消化道出血的治疗规范。

提问解答

2. 内镜止血方法有哪些？

3. 除了内镜治疗以外，还有哪些治疗方法？

T3-P2

经会诊讨论，建议先行 DSA 造影，如止血不理想，行外科手术。老伴赶到后表示待儿子赶来再决定。时间不等人，生命不等人，夜班医生当机立断通过电话与患者儿子简单沟通，获得家属理解，并同时联系 DSA 手术室安排紧急手术。于凌晨 1：30 行腹腔动脉造影。术中见肝总动脉、胃左动脉及脾动脉显示，胃左动脉偏细，未见明显造影剂外溢，以 2.7F 微导管尝试行超选胃左动脉造影时，患者极度烦躁不安，不能配合，无法进一步血管造影。此时患者血压再次下降至测不出，心率 38 次/分，严重失血性休克。医生一边指挥护士输血补液升压，联系胃肠外科、大手术室及麻醉科同事，准备外科手术，一边向匆匆赶来的患者儿子交代病情。凌晨 2：30 的医院寂静如水，病床快速地滑过走道，路上医生小跑着陈述手术的风险及必要性。家属抵在手术室门口的墙上签好字，患者送入手术室。

关键词　介入治疗　手术治疗　失血性休克

引导问题：

1. 内镜无法止血的上消化道出血，如何选择恰当的治疗方法？

2. 失血性休克的机制。

3. 失血性休克的病理生理过程。

4. 失血性休克的临床表现。

5. 内镜止血失败时，如何快速高效与家属沟通？

T3-P3

术中探查见部分小肠粘连于原切口下方，大网膜粘连于盆腔，原胃肠吻合口被大网膜粘连包裹，输出襻小肠与肝脏及大网膜粘连，小肠肠腔内见大量血迹。术中予吻合口处止血性缝扎，经术中内镜检查见胃腔内无活动性出血。老余被平安推出手术室，送入 ICU 监护。

3 天后老余转入普通病房，再次出现呕血、血压下降、失血性休克。胃肠外科立即行急诊手术，术中见部分小肠粘连于切口下方，肝胆胰脾未见异常，胃腔内见有大量血迹，术中决定行胃大部切除术。此后老余未再有消化道出血。出院后 1 年随访，情况平稳，体重回升至手术前。

关键词　吻合口溃疡　预后

引导问题：

1. 上消化道出血手术治疗的指征是什么？

2. 术后出血可能的原因是什么？

3. 术后反复出血，术后并发症吻合口溃疡如何处理？

5. 如何评估出血患者的风险及预后？

6. 老余顺利出院了，如何进行出院前健康宣教？

第八章

"胰波三折"的两个月：急性胰腺炎

导言

急性胰腺炎是消化科常见疾病，通过小张这个病例，和同学们一起回顾急性腹痛常见诊疗思维，掌握病因的诊断、鉴别诊断；复习胆红素代谢的生理代谢过程、病理情况下代谢的异常、黄疸分类及其特点；了解急性胰腺炎的常见病因、发病机制、分型。重点掌握胰腺炎临床表现、辅助检查、常见并发症。熟悉重症胰腺炎的各项评分标准及诊断。重点掌握胰腺炎的治疗原则。国内胰腺炎常见病因为胆源性胰腺炎，随着饮食结构的改变，高脂血症、饮酒也成为常见病因，探讨胰腺炎的预防。

教案简介

小张是一名35岁的公司职员，1天前进食油腻食物后出现持续中上腹痛伴腰背部放射痛，恶心、呕吐胃内容物，予抑酸、抗感染治疗不能缓解。逐步进展为全腹痛、发热，送至医院急诊，出现巩膜黄染、肝功能异常、淀粉酶明显升高。收住消化科，予禁食、抑酸、抑酶、补液、抗感染治疗。CT提示胰腺周围大量渗出、胆总管下段结石可能。患者出现高热，予ERCP取石，胰管放置支架，患者症状体温逐步恢复正常，腹痛缓解，并予逐步开放饮食。病程中患者再次出现高热，复查CT提示胰腺脓肿形成，予加强支持，行超声胃镜下支架置入、反复坏死物清扫。患者体温恢复正常，拔除引流支架。可进食无脂半流，病情稳定，予出院。建议患者出院后饮食控制、定期复查腹部B超、监测血脂。

学习目的

（1）了解上腹痛的常见病因、鉴别诊断；

（2）了解胆红素代谢；

（3）了解黄疸的分型及胆红素变化；

（4）了解急性胰腺炎的病因及发病机制；

（5）了解急性胰腺炎的病理分型；

（6）了解急性胰腺炎的临床表现及并发症、重症胰腺炎诊断标准；

（7）了解急性胰腺炎的诊断及鉴别诊断；

（8）了解急性胰腺炎的治疗及预后。

顺序与进度

指导课 1　通过腹痛的病例，学习腹痛的鉴别诊断和胆红素代谢。熟悉胰腺炎的诊断及鉴别诊断、治疗。

指导课 2　学习重症胰腺炎的各项评估指标。胆源性胰腺炎的 ERCP 治疗及 ERCP 适应证、禁忌证、常见并发症。

指导课 3　学习胰腺炎常见并发症及处理、CT 检查时机的选择、胰腺炎的预防。

指导课 1

T1-P1

患者小张，女，35 岁，1 天前进食油腻食物后出现上腹痛，持续性，腰部放射痛，伴发热，恶心、呕吐胃内容物，无呕吐咖啡样液体。无排便，排气少。无便血，无胸闷、胸痛。到当地医院就诊，予奥美拉唑抑酸、头孢呋辛抗感染治疗。腹痛不缓解，逐步出现全腹剧烈、持续性疼痛，尿黄，仍有发热。至我院急诊就诊。

关键词　持续性腹痛

提问解答

引导问题：

1. 腹部九分法及脏器分布。

2. 腹痛病因有哪些常见类型？

3. 腹痛常见病因有哪些？

4. 如果你是急诊科医生，根据患者情况，重点关注哪些检查？

T1-P2

急诊医生询问病史并完成体格检查：体温 38 ℃，呼吸 16 次 / 分，心率 110 次 / 分，血压 135/80 mmHg。患者痛苦面容，神志清，精神萎，巩膜黄染，两肺呼吸音清，未及干湿啰音。心律齐，各瓣膜听诊区未及异常心音及病理性杂音。腹稍紧，全腹压痛，中上腹压痛明显，无反跳痛。肠鸣音减弱。双下肢无水肿。辅助检查：血常规：WBC 13×10^9/L，N 90.2%。心肌酶正常。肝功能：ALT 120 U/L，AST 90 U/L，GGT 450 U/L。TBil 80 μmol/L，DBil 55 μmol/L。血淀粉酶 1000 μmol/L。肾功能、生化正常。腹部 B 超提示：胰腺肿大，胆总管扩张。

关键词 腹部压痛 黄疸 淀粉酶 胰腺肿大

引导问题：

1. 胰腺疾病常用的酶监测有哪些，其临床意义是什么？

2. 胆红素的代谢，黄疸的分类及相应胆红素变化。

3. 根据初步检查结果，目前诊断、诊断依据及鉴别诊断是什么？

4. 胰腺炎的常见病因及发病机制有哪些？

5. 根据初步检查结果，目前初步诊断考虑急性胰腺炎，患者收住消化科病房，初步给予哪些治疗？

指导课 2

T2-P1

患者收住入院后，监测生命体征，以及呼吸、循环、肾功能等各脏器指标。予以禁食、胃肠减压、抑制胰酶分泌、抗感染、补液支持等治疗。患者腹痛加重、腹胀明显，无排便、排气。全腹压痛、反跳痛。高热，体温40℃。

关键词 腹痛　腹胀　腹部压痛　反跳痛　发热

提问解答

引导问题：

1. 患者腹部体征加重、发热，需考虑哪些可能？

2. 胰腺炎的分型。

3. 重症胰腺炎的诊断标准。

4. 改良 Marshall 评分、Ranson 评分、胰腺炎 CT 分级的内容。

5. 该患者症状明显加重，如果你是主治医生，需要急查哪些指标？

T2-P2

患者高热、持续腹痛不缓解。体温 39.8℃，呼吸 20 次 / 分，心率 110 次 / 分，血压 110/60 mmHg。复查血常规提示 WBC 20×10^9/L，N 90%，PLT 80×10^9/L。肝 功 能：ALT 300 U/L，AST 250 U/L，GGT 680 U/L。TBil 120 umol/L，DBil 80 umol/L。血生化：血糖 15 mmol/L，血钙 1.5 mmol/L。血气分析：PaO_2 90 mmHg，SaO_2 95%。腹部 CT 提示胰腺周围大量渗出，胆总管扩张，胆总管结石可能。患者给予对症治疗，并行 ERCP 胆道引流。

ERCP 胆道引流

关键词 TBil 120 μmol/L DBil 80 μmol/L 胆总管结石

引导问题：

1. 根据各项检查结果，考虑什么诊断及诊断依据，采取哪些治疗措施？

2. ERCP 的适应证及禁忌证有哪些？

3、 ERCP 的并发症有哪些？

指导课 3

T3-P1

患者完成 ERCP 取石、胰管放置支架引流。术后继续禁食、抑酸、抑制胰酶分泌、抗感染、加强支持治疗。体温逐步下降、生命体征平稳、腹痛缓解，有肛门排气，巩膜黄染减轻，仍感腹胀。复查血常规白细胞 WBC 5×10^9/L，N 70%，PLT 80×10^9/L。肝功能：ALT 45 U/L，AST 50 U/L，GGT 80 U/L。TBil 60 μmol/L，DBil 40 μmol/L。逐步开放无脂饮食，患者 3 周后再次出现发热，中上腹胀痛。复查血常规：WBC 18×10^9/L，N 85%。血培养阴性，复查腹部 CT 提示胰腺坏死、脓肿形成。

关键词　腹痛　腹胀　发热

提问解答

引导问题：

1. 胰腺炎并发症有哪些？

2. 胰腺炎患者影像检查的时机选择？

3. 患者再次发热，考虑什么原因？

4. 患者复查腹部 CT 提示胰腺坏死、脓肿形成。下一步治疗方案。

T3-P2

经胃镜下反复清理坏死物，1个月后患者复查腹部CT脓腔明显缩小。复查胃镜，脓腔内无明显坏死物，见新生肉芽组织。予拔除支架。一般情况良好，无腹痛、腹胀，无发热。进食半流无明显不适。予办理出院手续。

ERCP取石、胰管
放置支架引流

关键词 出院注意事项

引导问题：

1. 如果你是床位医生，出院前需告知小张哪些注意事项？

2. 如何预防胰腺炎？

第九章

不可小觑的腹部不适：胃恶性肿瘤

导言

　　恶性肿瘤是严重危害人民生命健康的慢性非传染性疾病，其中以胃癌、食管癌和肠癌为代表的消化道肿瘤发病率居高不下。通过老蔡这个病例，带领同学们一起回顾上腹部不适、贫血、消瘦、淋巴结肿大等症状和体征的诊断学意义；复习腹部脏器解剖知识；了解胃癌的发病机制、临床表现和诊断标准；重点掌握胃癌的临床表现、鉴别诊断、临床分期和治疗原则；同时对于现代社会恶性肿瘤的预防、科普和健康宣教等内容进行初步探讨。

教案简介

　　老蔡，男，74岁，无明显诱因的情况下出现上腹部不适伴间断腹泻，伴有贫血。做胃镜提示胃腺癌，CT提示全身多处转移，为晚期胃癌患者。按照诊疗规范，对老蔡进行化疗联合免疫检查点抑制剂的标准一线方案治疗后，患者病灶明显缩小，病情缓解，逐步减少抗肿瘤治疗药物，直到现在单用免疫检查点抑制剂维持，在获得肿瘤退缩的同时，明显改善了生活质量。

学习目的

　　（1）了解胃的解剖学结构和组织学结构；
　　（2）了解胃的良性病变和恶性病变；
　　（3）了解胃部疾病的辅助检查手段；
　　（4）了解胃癌的流行病学特点和发病机制；
　　（5）了解胃癌的临床表现、诊断及鉴别诊断；
　　（6）了解胃癌的临床分期及治疗原则；
　　（7）了解肿瘤治疗的疗效评价重要参数。

顺序与进度

　　指导课 1　以老蔡的病例引出胃癌诊断，学习胃部的解剖学构造、组织学结构和生理功能，学习上腹部不适的鉴别诊断，贫血的鉴别诊断，淋巴结肿大的鉴别诊断。
　　指导课 2　给出患者实验室检查的相关结果，学习上消化道造影、CT、MRI、PET-CT和胃镜在诊断胃部疾病中的重要意义，学习胃疾病的辅助检查手段，了解胃镜病理活检的相关知识。

指导课 3　学习胃癌的发病机制及危险因素、病理分类、临床分期、诊断、鉴别诊断及治疗；熟悉肿瘤疗效评价的重要参数 CR、PR、SD、PD、PFS 和 OS 等。

指导课 1

T1-P1

> 患者老蔡，男，74 岁，于 1 周前在无明显诱因的情况下出现上腹部不适伴间断腹泻，进食后有加重，无咳嗽、流涕，稍感胸闷，无心慌，无头痛、头晕，饮食睡眠欠佳，体重 2 个月下降 3 kg。

关键词　上腹部不适　体重下降

提问解答

引导问题：

1. 上腹部主要包括哪些脏器？解剖关系如何？

2. 上腹部不适的原因可能有哪些？

T1-P2

> 老蔡进入当地医院就诊，诊断为"腹痛伴腹泻待查"，查血常规提示中度贫血：Hb 86g/L，大便 OB 试验：±，给予静脉使用"奥美拉唑"，口服"黄连素""蒙脱石散"，腹泻症状减轻，但上腹部不适症状无好转，偶伴有呕吐，故再次到消化内科门诊就诊。

关键词　贫血

引导问题：

1. 贫血的原因可能有哪些？

T1-P3

门诊医生检查后发现：患者体形中等，神志清，呼吸平稳，应答切题，体温、心率、呼吸、血压均在正常范围，水肿（－），全身皮疹（－），左侧颈部可触及一稍大淋巴结，质稍韧，活动度尚可，两肺呼吸音清，无啰音，心音有力，心律齐，无杂音。腹部平软，剑突下轻压痛，无反跳痛，无肌卫，肝脾肋下未及。四肢关节无肿胀，神经系统体检（－）。

关键词　淋巴结肿大

引导问题：

1. 淋巴结肿大的可能原因有哪些？

2. 如何初步判断该患者的疾病部位？

指导课 2

T2-P1

消化内科医生开出实验室检查项目，结果如下：

血常规：WBC 7×10^9/L，N 61.7%，L 26.5%，RBC 4.32×10^{12}/L，PIT 193×10^9/L，Hb 81g/L。

肝功能：ALT 67 U/L，AST 43 U/L，白蛋白 32 g/L。

血生化：K 3.8 mmol/L，SCr 40 umol/L，其余正常。

肿瘤指标：CEA 68.39 ng/mL，AFP 82.36 ng/mL，其余正常。

腹部 CT：胃窦部胃壁不规则增厚伴强化，请结合临床。肝脏实质内多发低密度灶。双肾囊肿。腹腔肿大淋巴结。

关键词　肿瘤指标升高　胃壁增厚　肝脏多发低密度灶　腹腔淋巴结肿大

引导问题：

1. 消化系统的影像学检查包括哪些？

提问解答

2. CT 肝脏低密度占位的常见鉴别诊断有哪些？

T2-P2

> 胃镜检查提示：胃窦癌，胃潴留，Hp：（－）。病理：（胃窦）低分化癌。
> 免疫组织化学：Ki-67（80%＋），CerbB-2（0），MSH6（＋），MSH2（＋），MLH1（＋），PMS2（＋），PD-L1（22C3）（CPS=3），EBER（－），CgA（－），CD56（－），Syn（－），CK8/18（＋），CK20（－），符合低分化腺癌。

关键词 低分化癌 腺癌

引导问题：

1. 胃癌的好发部位是哪里？

2. 胃癌发病有哪些危险因素？

3. 胃癌的组织学分型：WHO 分型、Lauren 分型和 Borrmann 分型是什么？

4. Ki-67，CerbB-2，MSH6，MSH2，MLH1，PMS2，PD-L1 检测的意义是什么？

指导课 3

T3-P1

消化内科医生建议患者转入肿瘤科进一步诊治,肿瘤科建议行 PET-CT 检查,结果提示:胃窦部胃壁局部增厚伴 FDG 代谢异常增高,考虑恶性病变;胃窦旁肿大淋巴结伴 FDG 代谢异常增高,考虑淋巴结转移;病灶旁大网膜增厚伴 FDG 代谢异常增高,考虑转移;肝左右叶交界区稍低密度结节伴 FDG 代谢异常增高,考虑肝转移;肝内多发囊性密度及稍低密度小结节未见 FDG 代谢增高,建议必要时进一步检查。双颈部(Ⅰb、Ⅰ区)、纵隔内(4、5、7、8区)多发小淋巴结伴 FDG 代谢增高,考虑炎性淋巴结;余所见部位未见 FDG 代谢异常增高灶。两肺多发小结节未见 FDG 代谢增高,建议随访;前列腺增生伴钙化;颈胸腰椎退变。

初诊时 PET-CT

关键词　FDG 代谢增高　转移

引导问题:

1. 此患者的胃癌临床分期是什么?

提问解答

T3-P2

肿瘤科评估老蔡是一位Ⅳ期胃癌患者,预后差;除了肿瘤疾病本身因素,老蔡还存在贫血、肝功能异常、电解质轻度异常和肿瘤指标异常等。

关键词　晚期胃癌　诊疗策略

引导问题:

1. 此患者的治疗原则是什么?有哪几类常用药物,主要作用机制是什么?

2. 此患者可以选择什么治疗方案?

T3-P3

患者接受 2 个疗程 XELOX 方案全身化疗联合"纳武利尤单抗 200 mg d2"免疫治疗，2 个疗程后复查 CT：2020-08-22 CT 示胃窦部胃壁增厚，考虑 MT，较前（2020-06-29）增厚程度稍减轻，胃窦旁（腹腔内）转移淋巴结。肝脏实质内多发低密度灶，考虑转移可能大，数量较前减少。右侧肾上腺增粗。双肾囊肿。双侧颌下小淋巴结。后再接受 4 个疗程原方案治疗，期间复查 CT 提示淋巴结仍有进一步退缩，肝脏转移病灶减少。后予"卡培他滨（希罗达）1500 mg bid d1～d14"化疗联合"纳武利尤单抗 200 mg d2"免疫治疗 6 个疗程，复查 PET-CT：胃窦部 FDG 代谢轻度增高灶，较前明显缩小、代谢活力明显减低，考虑治疗后改变（病灶有轻度代谢活力），胃窦旁肿大淋巴结伴 FDG 代谢轻度增高，较前减少、缩小，代谢活力减低，考虑转移淋巴结治疗后改变（病灶有轻度代谢活力），肝脏 FDG 代谢异常增高灶及异常密度影消失。

治疗前后 PET-CT
对比

关键词 XELOX 免疫治疗 疗效评估 RECIST 标准

引导问题：

1. 肿瘤患者的疗效如何评估？此例患者目前疗效应评估什么？

第十章

争做"不倒翁"：跌倒（老年综合征）

人口老龄化已成为当前我国面临的热点问题之一。老年人跌倒是老年人最常见的问题，也是一个公众健康问题，即使身体状况良好的老年人也容易跌倒，给老年人造成了巨大身心伤害，严重影响老年人的生活质量。通过王奶奶跌倒的案例，带领同学们一起学习老年人常见的基础疾病，肺部感染、心功能不全临床表现及诊断、骨质疏松的定义及发病机制；重点掌握跌倒的概念及跌倒的危险因素；提出老年综合征定义及老年综合评估常见的评估量表及其临床意义；熟悉跌倒的危害、跌倒的现场处理办法；了解跌倒具体的管理方案及跌倒管理流程。

教案简介

患者王奶奶，81岁，老伴已去世，长期一个人居住，有2型糖尿病、高血压、脑梗死病史，1周前患者出现咳嗽、咳痰，低热，2天前在家中摔倒，右侧手臂皮肤破损，少量渗血，至老年科门诊就诊。查体：两下肺可闻及少量湿啰音，胸部平扫CT：两肺慢性支气管炎改变伴多发炎症。骨密度：骨质疏松。对患者进行老年综合评估，根据老年综合评估结果，给予健康教育。嘱加强看护、预防跌倒、手臂伤口消毒＋换药、抗感染、利尿改善心功能、调节血糖、降压、改善骨质疏松、营养支持等综合治疗，病情逐渐好转，家属表示将患者接到子女家居住，照顾患者日常生活及规律用药，检测血压、血糖，建议患者居住环境稳定，未再发生跌倒。

学习目的

（1）老年人常见病肺部感染、心功能不全临床表现及诊断；

（2）骨质疏松的定义及发病机制；

（3）跌倒的概念及跌倒的危险因素；

（4）老年综合征定义；

（5）老年综合评估常见的评估量表及其临床意义；

（6）跌倒的危害、跌倒的现场处理方法；

（7）跌倒具体的管理方案；

（8）跌倒管理流程。

顺序与进度

指导课 1　老年人基础疾病多，多种疾病及因素可导致老年人跌倒，常见的疾病有肺部感染、心功能不全、骨质疏松等，了解疾病的发病病因、危险因素、临床表现、诊断、鉴别诊断。

指导课 2　通过王奶奶跌倒的案例，提出跌倒的概念及跌倒的危险因素，引出老年综合征含义，了解常见的老年综合评估量表及老年综合评估对临床的指导意义。

指导课 3　熟悉跌倒的危害，跌倒的现场该如何处理；学习跌倒具体的管理方案、跌倒管理流程。

指导课 1

T1-P1

患者王奶奶，81 岁，1 周前患者出现咳嗽、咳痰，体温 37.8 ℃，日常活动后感胸闷气急、呼吸困难，感乏力不适，纳差，进食较前减少，2 天前在家中摔倒，右侧手臂皮肤破损，少量渗血，无头痛，无肢体活动障碍，记忆力差，至老年科门诊就诊。

CT 及骨密度

关键词　咳嗽　咳痰　呼吸困难

提问解答

引导问题：

1.咳嗽、咳痰的定义。

2.咳嗽、咳痰的病因及机制有哪些？

3.咳嗽的临床表现有哪些？

4.呼吸困难的常见的临床表现有哪些？

T1-P2

体格检查：体温 37.8℃，心率 108 次 / 分，呼吸 20 次 / 分，血压 127/53 mmHg，神志清，精神萎，应答切题，右侧手臂皮肤破损，大小约 2 cm，少量渗血，颈部未及肿大淋巴结，两肺呼吸音清，两下肺可闻及少量湿啰音，未闻及干啰音，心律齐，无杂音。腹部平软，无压痛、反跳痛，肝脾肋下未及，四肢肌力正常，双下肢无水肿。

关键词　湿啰音

引导问题：

1. 什么是湿啰音？其特点及临床意义？

2. 根据患者病史及体格检查，你认为患者肺部湿啰音考虑什么疾病，需要做哪些检查？

指导课 2

T2-P1

考虑患者高龄，基础疾病较多，将患者收住院治疗。完善实验室检查项目，结果提示，血常规：白细胞计数 $12×10^9$/L，中性粒细胞百分比 79%，淋巴细胞百分比 25.5%，红细胞计数 $3.5×10^{12}$/L，血红蛋白 102 g/L，血小板计数 $256×10^9$/L。BNP 510 ng/mL。心肌标志物：无明显异常。肝功能：白蛋白 31 g/L。电解质：血钾 3.3 mmol/L，钠 131 mmol/L，CRP 37 mg/L。心电图无明显异常。胸部平扫 CT：两肺慢性支气管炎改变伴多发炎症。

关键词　炎症指标　BNP　肺部感染　骨质疏松

引导问题：

1. 患者脑钠肽（BNP）较高，考虑什么疾病，原因是什么？

提问解答

2. 心力衰竭的诱因有哪些？

3. 骨质疏松的定义、病因及危险因素？

T2-P2

患者有跌倒情况，追问既往史：患者有 2 型糖尿病 10 年，平素服用安达唐 10 mg qd、阿卡波糖 50 mg tid 控制血糖，空腹血糖波动在 6 ~ 8 mmol/L 之间，餐后血糖未检测。有高血压 12 年，服用络活喜 5 mg 一天一次控制血压，血压控制在正常范围内。脑梗死病史 3 年，服用阿司匹林肠溶片 100 mg qd+ 阿托伐他汀 20 mg 每晚一次（qn）治疗，无明显后遗症，平素生活尚可自理。

关键词 跌倒 糖尿病 高血压 脑梗死病史

引导问题：

1. 跌倒的基本概念。

2. 哪些因素导致跌倒？

3. 结合本案例，你认为该患者跌倒的主要原因有哪些？

T2-P3

患者跌倒，基础疾病较多，长期服用降压、降糖、抗血小板聚集、调脂稳定斑块等药物，对其进行老年综合评估：

（1）生活活动能力量表（ADL）：35分，生活不能自理，有重度功能障碍，多数日常活动不能完成或需人照料。

（2）饮水实验量表：2级，可疑。

（3）简易精神状态评估表（MMSE）：28分，认知功能正常。

（4）焦虑自评量表（SAS）：33.75分，正常。

（5）跌倒评估表：11分，高危。

（6）国际尿失禁咨询委员会尿失禁问卷表（ICI-Q-SF）：6分，轻度尿失禁。

（7）失禁相关性皮炎风险评估量表：1分，低分险。

（8）匹兹堡睡眠质量指数量表（PSQI）：17分，睡眠质量一般。

（9）简易营养状态评估表（MNA）：7分，营养不良。

（10）住院患者压力性损伤危险因素评估表（Braden）：15分，轻度危险。

（11）Fried衰弱评估方法：衰弱综合征。

（12）肌少症问卷调查（SARC-Calf）：18分，存在肌少症风险。

（13）深静脉Caprini血栓风险评估表：3分，高度危险。

（14）多重用药：无药物相互作用及不良反应。

根据老年综合评估结果，给予健康教育：

（1）躯体功能：建议积极肢体康复训练，日常活动需要他人帮助，糖尿病低脂饮食，预防误吸，适当进行吞咽功能训练。

（2）精神心理：避免情绪波动，帮助患者树立战胜疾病的信心，可读报、看书、听音乐。

（3）老年综合征

①注意休息，加强陪护，避免跌倒；

②加强营养，鼓励适当肢体康复锻炼，加强翻身，预防压疮；

③适当锻炼盆底肌功能，及时更换尿垫；

④患者多重用药，注意检测肝肾功能、凝血功能，必要时调整剂量。

关键词 跌倒 老年综合征 老年综合评估

引导问题：

1. 什么是老年综合征？跌倒属于老年综合征吗？

2. 什么是老年综合评估，其中常见的评估量表有哪些，其临床意义是什么？

指导课 3

T3-P1

通过患者的症状、体征，结合辅助检查，明确诊断：衰弱状态、肺部感染、心功能不全（NYHA Ⅱ级）、骨质疏松、2型糖尿病、高血压，给予以下治疗：加强看护、预防跌倒、手臂伤口消毒＋换药、抗感染、利尿改善心功能、调节血糖、降压、改善骨质疏松、营养支持等综合治疗，病情逐渐好转，未再发生跌倒。

关键词　跌倒　手臂伤口消毒　换药

提问解答

引导问题：

1. 跌倒的危害有哪些?

2. 如果患者发生跌倒，现场该如何处理?

T3-P2

追问患者生活环境及条件：

患者老伴已去世，长期一个人居住，居住于楼梯房，无电梯，卫生间无扶手。

与患者家属沟通病情后，家属表示将患者接到子女家居住，照顾患者日常生活及规律用药，检测血压、血糖，建议患者居住环境稳定，加强照护、预防再次跌倒。同时与社区医院、康复医院进行沟通，家庭医生定期进行随访，必要时康复医院进一步诊治。

关键词　加强照护　预防再次跌倒

引导问题：

1. 为预防跌倒，有无具体的管理方案？

2. 针对老年人跌倒，如何制定跌倒管理流程？

第十一章

萧女士增肥记：功能性消化不良

 导言

心身医学（psychosomatic medicine）的原始概念在我国传统医学中早就存在，但心身以及心身医学作为特有的名称或词汇来自西方。心身胃肠病学（psychosomatic gastroenterology）是与当今单纯生物医学模式主导的胃肠病学完全不同的整体胃肠病学模式，在国际上还属于一门新兴学科。该模式不仅仅局限于考虑生物学变量在胃肠病的发生、发展、诊断、治疗与康复中的作用，而是将患者个体的生物、心理、社会学变量纳入整体考虑的一种临床研究与实践模式。通过萧女士这个病例，带领同学们一起回顾功能性胃肠病范畴中的功能性消化不良的定义、病因、临床表现、诊断标准；了解腹胀、消瘦、头晕、肢体乏力等症状的病因、诊断及鉴别诊断；学习失眠障碍的病因、临床表现、诊断、鉴别诊断及治疗；重点掌握功能性消化不良的临床表现、诊断和鉴别诊断；学习心身整体胃肠病学诊疗模式，包括心身评估（生物医学评估、晤谈、心理测验）、心身整体干预模式（认知行为治疗、药物治疗）；同时对现代临床整体医学实践模式、医患关系新模式、心身疾病相关的健康宣教进行探讨。

教案简介

萧女士是位47岁的已婚女性，青少年时期父亲因病去世，由母亲独自抚养长大，母亲性格强势，其结婚后一直与母亲共同居住，母女关系越发紧张。萧女士与丈夫一起做生意，经营不顺利，收入波动较大；育有1子，母子关系一般。近10年反复出现腹胀、食欲减退，伴随头晕、行走不稳、失眠，严重时生活不能自理。经过系统的心身整体医学评估，包括血常规、CT等生物医学评估、焦虑抑郁量表等心理测验，根据评估结果，对萧女士进行了心身整体干预，包括认知行为治疗、脑电放松及药物治疗，2周后萧女士体重明显增加，精神状态显著好转，高兴地出院康复。随访近2年期间，萧女士整体健康状况得到进一步改善，主动积极与医生交流情绪状态的波动情况，甚至以自身病情为例，介绍病友至该医院就诊。

学习目的

（1）了解腹胀的常见病因；

（2）了解消瘦的常见病因；

（3）了解头晕的常见病因；

（4）了解肌力的分级及测定方法；

（5）了解神经病理反射检查；

（6）了解失眠障碍的病因、临床表现、诊断、鉴别诊断及治疗；

（7）了解功能性消化不良的病因、发病机制、临床表现、诊断和鉴别诊断；

（8）了解功能性消化不良的身心整体医学评估；

（9）了解功能性消化不良的身心整体干预模式；

（10）了解心身疾病健康宣教；

（11）了解心身疾病发病率升高原因的探讨；

（12）了解新型医患关系模式的探索。

顺序与进度

　　指导课 1　以萧女士这样典型的心身疾病患者的病例，从诊断学角度引出消化内科临床常见的腹胀、消瘦的病因；神经内科临床常见的头晕的病因；对肢体无力患者的肌力的分级及测定方法；神经病理反射检查。

　　指导课 2　根据萧女士入院后的临床表现和检验、检查结果，那些根据症状推断出的一系列可能诊断被逐一排除，引出失眠障碍的临床表现、诊断及治疗，随后着重介绍功能性消化不良的病因、发病机制、临床表现、诊断和鉴别诊断。

　　指导课 3　通过对萧女士病情发展的全面深入了解，采用心身整体评估：包括精神心理学的焦虑、抑郁等量表，国际心身学界通用的心身医学诊断标准，与患者进行晤谈，对患者进行整体评估及测评。针对评估结果，对萧女士进行心身整体干预，包括认知治疗、行为治疗，药物治疗、脑电放松治疗等。在萧女士治疗初期、治疗过程及长期的随访中，如何进行良好的医患沟通，建立良好的医患关系，探索新型医患关系模式对心身疾病疗效的影响。最后针对目前发病率逐年上升的心身疾病，分析其发生的原因，初步探讨疾病科普和健康宣教的重要性。

指导课 1

T1-P1

　　患者萧女士，47 岁，来门诊就诊时是夏末，却穿着厚外套，面色萎黄，体形消瘦，由家人搀扶着走进诊室。萧女士诉 10 年前偶尔出现腹胀、食欲减退，慢慢地发作频率逐渐增加，不敢吃肉、海鲜，不能吃冷的、硬的食物，有些不好消化的食物也不能吃，吃得稍微多一点就会腹胀，只能一天多吃几顿饭，每顿吃一点点，体重明显减轻；伴随出现的还有头晕症状，否认视物旋转、恶心呕吐；感全身怕冷、没力气，尤其双下肢乏力、行走不稳；夜眠差，入睡需要 1 h 以上，有时整晚睡不着，一般只能睡 4 h，吃过几种"安眠药"都没用。萧女士痛苦不堪，严重的时候生活不能自理，家人带其四处求医，反复检查，服药种类繁多，却不见明显好转。

关键词　腹胀　食欲减退　消瘦　头晕　行走不稳　失眠

提问解答

引导问题：

1. 引起腹胀的原因有哪些？

2. 引起消瘦的原因有哪些？

3. 如果你是一名消化科医生，该患者到达门诊时，首先需要完善哪些检查？

T1-P2

在与萧女士及丈夫沟通后，接诊的曹医生了解了萧女士的病史：青少年时期父亲因病去世，由母亲独自抚养长大，母亲性格强势，控制欲强。结婚后与母亲共同居住，母女经常因琐事争吵，关系越发紧张。萧女士与丈夫一起做生意，经营不顺利，收入波动较大，夫妻关系时好时坏；由于忙于工作，儿子由外婆照顾，母子关系疏远。近10年萧女士进食明显减少，对食物有诸多限制（要求食物温热、软烂易消化，同时回避水果、海鲜、肉类），体重减轻约15 kg。曹医生对萧女士进行了详细的体格检查：体温36.3 ℃，血压109/65 mmHg，心率82次/分，呼吸18次/分，神志清，精神萎，体形偏瘦，双瞳孔等大等圆，直径3 mm，光反应灵敏，双肺呼吸音清，无干湿啰音，心律齐，各瓣膜区未闻及杂音。腹平软，未触及包块，无压痛、反跳痛。双侧肢体肌力Ⅴ级，肌张力正常，病理征阴性，双下肢无水肿。

关键词　头晕　肌力正常　病理征阴性

引导问题：

1. 头晕的病因有哪些？

2. 肌力的分级标准及测定方法。

3. 神经病理反射有哪些？病理征阳性的意义是什么？

指导课 2

T2-P1

根据萧女士的病情及要求，曹医生将其收住入院。入院后予测量身高 165 cm、体重 42 kg，完善相关检验及检查：血常规、血生化、甲状腺功能等未见明显异常。胃肠镜提示：慢性浅表性胃炎；痔疮。腹部 CT 未见明显异常。心电图：窦性心律。萧女士诉夜眠很差，白天没精神、没力气，注意力下降，记忆力减退，情绪容易烦躁，要求先解决睡眠问题。观察萧女士的睡眠情况：入睡困难，需 2 ~ 3 h 入睡，梦多，早醒，睡眠时长 4 ~ 5 h。根据萧女士的睡眠情况，考虑诊断"失眠障碍"，暂予一种非苯二氮䓬类药物且小剂量在睡前口服，辅以 2 次 / 天的脑电放松治疗。

关键词　失眠障碍　病因　临床表现　诊断　鉴别诊断　治疗

提问解答

引导问题：

1. 失眠障碍的定义和病因。

2. 失眠障碍的临床表现。

3. 失眠障碍的诊断及鉴别诊断。

4. 失眠障碍的治疗。

T2-P2

萧女士住院后，医生要求其记录每天的饮食情况：每日进餐 5～6 次，以少量米粥、蔬菜、炖鸡蛋为主，每天吃半个煮过的苹果或橙子。萧女士诉在尝试增加进食量的时候会感到腹胀甚至腹痛，有时感到"肚子里有一股气体上蹿"。结合患者的症状、体征及检验检查结果，曹医生及团队考虑诊断"功能性消化不良、睡眠障碍"。功能性消化不良属于功能性胃肠病的范畴，流行病学调查显示国内发病率约为 20%。

关键词　功能性消化不良　诊断　治疗

引导问题：

1. 功能性消化不良的定义及临床表现。

2. 功能性消化不良的病因有哪些？

3. 功能性消化不良的诊断标准。

4. 功能性消化不良的治疗。

指导课 3

T3-P1

萧女士得知自己的诊断后,感到很困惑,对查房的曹医生提出疑问:"什么是功能性消化不良?我四处求医,看了各种医生,包括消化内科、神经内科、全科、精神科,没有医生跟我说是这样的病。"曹医生先让张医生对萧女士进行了心理测验、心身晤谈,深入了解了萧女士的病史、成长史、生活史等。通过评估结果,曹医生对萧女士解释了症状的身心联系,指出萧女士存在有偏差的胃肠相关认知与行为,进一步明确了诊断的来源,同时一起探讨了身心整体干预方案。萧女士及家属从一开始的怀疑,慢慢开始配合包括认知治疗、行为治疗、药物治疗等在内的身心整体治疗。

关键词　心理测验　药物治疗　认知治疗　行为治疗

提问解答

引导问题:

1. 什么是心理测验?

2. 心理测验是如何实施的?

3. 认知治疗是什么?

4. 行为治疗是什么？

5. 如果你作为当时在场的医生，在萧女士及家属怀疑诊断的准确性及治疗的可靠性时，你应该如何与其进行良好的沟通？

6. 心身整体干预的发展趋势。

T3-P2

　　住院 1 周后，萧女士感觉自己整个人状态较入院前越来越好，每天笑呵呵地等曹医生来查房，并积极反馈自己病情的变化。在 2 周的心身整体治疗后，萧女士饮食逐渐恢复正常：一日三餐为主，可以进食软硬适中的米饭，下午增加一餐点心；食物的种类较前丰富，可以进食一定的肉类、海鲜类，水果可以在常温下食用。萧女士诉自己的胃肠功能慢慢恢复正常，体重增加 2 kg；腹胀、头晕、行走不稳等症状缓解，可以在病区进行散步、拉伸等简单的锻炼；夜眠较前改善，入睡时间缩短至 1 h 内，睡眠时长增加到每天 6 ~ 7 h。萧女士全身的不适症状明显好转。再次整体评估后，曹医生同意其出院继续康复，萧女士及家属对曹医生及其团队表达了深深的谢意。出院后，萧女士会定期来曹医生门诊随访，曹医生及团队会对萧女士进行心身整体再评估，并及时根据评估结果调整心身整体干预方案，同时给予身心疾病宣教。在遇到与自己病情类似的患者，萧女士会以自己为例介绍身心疾病的"来龙去脉"给这些急需解决痛苦却四处求医无果的病友。在近 2 年的随访中，萧女士与曹医生及其团队建立了牢固友好的医患关系。

关键词　随访　疾病宣教　医患关系

引导问题：

1. 你认为萧女士出院后主要有哪些注意事项？

2. 请你谈谈当下心身疾病背景下的医患关系困境。

3. 请你谈谈医患关系新模式建立的必要性及可行性。

4. 从萧女士的例子，你如何看待我国心身疾病发病率升高的现象？

5. 通过萧女士的例子请你谈一下心身疾病的科普和健康宣教的重要性。

第十二章

小易的"话匣子"：注意缺陷多动障碍

导言

注意缺陷多动障碍（attention deficit hyperactivity disorder，ADHD）又称儿童多动症，是儿童时期最常见的神经发育性障碍，学龄期的发病率约为5%，主要体现为多动、冲动和注意力缺乏等症状，这些症状对个体的认知和行为产生持续性的影响，并且很多症状会延续到成人阶段，表现为工作效率下降、人际交往障碍和物质滥用等。ADHD儿童患者可能表现出多种不良行为，诸如自我控制能力差、学习困难、动作协调困难、过早物质滥用等，并且部分症状会影响患者的一生，给家庭和社会带来沉重的经济与心理负担，还会消耗大量的医疗、教育等社会资源。通过小易这个病例从小学至成年的跟踪随访治疗过程，带领同学们掌握ADHD的概念及临床表现，熟悉其病因、发病机制、病程、治疗及预后等，以及ADHD常见的共病情况。

教案简介

小易是某小学的一年级学生，进入小学后，家长及老师发现其上课时注意力不集中，经常发呆走神，小动作多，上课时不能遵守课堂纪律，被老师安排坐在讲桌旁仍改善不明显，不能按时完成课堂作业，家庭作业拖拉，需家长监督，平时丢三落四，人际关系不佳，经常与同学起冲突，马虎粗心，成绩不理想。经医院多动症门诊评估诊断，予药物治疗后，注意力水平及社会功能改善。后进入三年级又出现Touretee综合征，针对共病治疗药物调整。同时追踪随访小易成年后学业与工作，情感、社交和婚姻等多方面情况。

学习目的

（1）了解ADHD的概念；

（2）了解ADHD的病因及发病机制；

（3）了解ADHD的临床表现及评估；

（4）了解ADHD的药物治疗；

（5）了解ADHD的家庭行为管理，学校系统干预，健康教育；

（6）了解ADHD的常见共病；

（7）了解合并Touretee综合征的病因学研究，临床特点及治疗；

（8）了解成年期ADHD临床特点，诊断，评估及治疗；

（9）了解成年期ADHD合并抑郁发作时，治疗的原则。

顺序与进度

指导课 1 引出 ADHD 的案例，学习 ADHD 的病因及发病机制，学习临床表现及常用诊断评估标准，与各种躯体障碍及其他神经发育性障碍的鉴别诊断。

指导课 2 给出患者评估检查的相关结果，学习药物治疗及医校家结合治疗在 ADHD 预后中的重要意义，了解父母行为管理的方法，家庭心理治疗，学校系统干预，健康教育等。

指导课 3 了解 ADHD 常见共病，出现共病 Touretee 综合征时临床特点及治疗方案，同时了解 ADHD 病程特征，成人期 ADHD 的临床特点，诊断标准及治疗方案。

指导课 1

T1-P1

患者小易，男，7 岁，常州某小学的一年级学生，小学第一学期，上课时出现注意力不集中，经常发呆走神，特别爱讲话，上课时不能遵守课堂纪律，总是和周围同学说话，被老师安排坐在讲桌旁仍改善不明显，不能按时完成课堂作业，家庭作业拖拉，需家长监督，平时丢三落四，人际关系不佳，经常与同学起冲突，马虎粗心，成绩不理想，故前来多动症门诊就诊。进入诊室尚不能安静坐着问诊，上蹿下跳，容易对各种东西产生兴趣，但看一会儿就去玩别的。

关键词 注意力不集中 作业拖拉 丢三落四

提问解答

引导问题：

1. 正常儿童注意力集中时间为多少?

2. 引起儿童注意力不集中的原因有哪些?

3. 简述 **ADHD** 的发病机制。

4. 病史采集时侧重点在哪里？

5. 当出现哪些症状时，首诊医生需要考虑 ADHD？

T1-P2

门诊医生给予评估检查，韦氏智力测定：言语96、操作99、总表98；父母Conners问卷：学习问题、冲动－多动、注意力问题、行为问题；IVA-CPT检测：混合型ADHD；Achenbach儿童行为量表（CBCL）：社交问题、注意问题、违纪行为、攻击性行为；多动症诊断量表：注意力问题8、多动问题7；血常、规、肝肾功能、甲状腺功能、脑电图均未见异常。

关键词 智力水平 量表评估 躯体疾病

引导问题：

1. 为什么需要测定智力水平？

2. 量表评估的作用及优缺点是什么？

3. ADHD 的诊断标准。

4. 需要与哪些疾病进行鉴别诊断？

指导课 2

T2-P1

门诊医生根据问诊、量表评估及实验室辅助检查等综合性断考虑 ADHD，结合患儿目前年龄，建议药物治疗配合家庭行为管理，并对药物可能造成的不良反应进行门诊宣教，最终家属选择哌甲酯治疗，并根据指导进行父母课堂学习，对患儿进行行为管理。

关键词　综合性诊断　治疗方案　行为管理

提问解答

引导问题：

1. 什么是 ADHD 的综合性诊断？

2. ADHD 的治疗目标。

3. 主要的药物治疗方案。

4. 父母行为管理具体方法。

5. ADHD 的预后。

T2-P2

患者及家属2周后又来复诊,患者妈妈诉患者在家写作业的拖拉情况较前改善明显,学校老师反应改变明显,课堂纪律有所好转,但食欲影响较大,特别是午饭,感觉患儿体重下降,担心药物对于孩子生长发育的影响,希望可以在休息日或者寒暑假停用药物治疗。

关键词 复诊评估 治疗方案调整 假期用药

引导问题:

1. ADHD 复诊时需要评估的内容。

2. 请根据症状治疗调整方案。

3. 患者假期是否需要停用药物?

T2-P3

患者及家属服用药物3个月后复诊,但家中4位老人(爷爷、奶奶、外公、外婆)得知药物治疗时,表示极力反对,妈妈称其承受巨大压力,并且家庭关系紧张,在实施行为管理时,不能长久坚持,患者注意力较刚开始服药时有所下降。复诊检查血常规、肝肾功能均未见明显异常。

关键词 长期药物治疗 家庭关系 治疗效果

引导问题：

1. 为什么 ADHD 需要长期药物治疗？

2. 患者的家庭关系如何改善？

3. 如果治疗效果变差，需要考虑哪些方面？

4. 儿童生长发育需要关注哪些方面？

指导课 3

T3-P1

患者进入三年级，一直持续使用药物，注意力尚可，但近 1 个月出现无故频繁眨眼、摇头、耸肩、嗓子中有怪异发声、夜间睡眠时可消失，追问病史得知患者近期电子产品使用过多，晚上不准时睡觉。评估脑电图正常后，诊断考虑抽动障碍，建议家长控制电子产品使用时间，保证充足睡眠，ADHD 治疗药物改变为托莫西汀，若抽动症状改善不明显，及时就诊。

关键词　抽动障碍　治疗方案改变

引导问题：

1. 抽动障碍的概念、诊断标准及治疗。

提问解答

2. ADHD 常见的共病。

3. 为何调整 ADHD 的药物治疗？

T3-P2

患者20岁时前来心理咨询门诊就诊，因工作能力不如同事，经常被老板批评，同事之间关系不佳，经常起冲突，公司开会时总感觉紧张、坐不住，胡思乱想，近1个月来情绪低落，兴趣减退，闷闷不乐，只想在家躺着休息，不想出门，连人多的地方都不想去，对于一些社交的场合能推就推，暂未引出消极观念，夜眠差，入睡困难，眠浅易醒，白天精神差，易犯困，食欲下降。门诊医生评估后诊断抑郁发作，予氟西汀治疗。追问病史，得知其初中毕业进入职校后便停用托莫西汀，经常旷课，成绩不佳，养成了吸烟的习惯，目前每天一包香烟。

关键词　成年期 ADHD　抑郁状态　物质滥用

引导问题：

1. 成年期 ADHD 症状特点。

2. 成年期 ADHD 合并抑郁障碍的治疗措施。

3. 分析成年期 ADHD 合并物质使用障碍的情况和我国青年人群中烟草滥用的趋势。

4. 目前小易除了药物治疗外，还有哪些治疗建议？

T3-P3

患者用氟西汀－哌甲酯结合认知行为治疗 1 个月后，情绪较前有所改善，医生建议其继续接受治疗，定期门诊随访，情绪波动时及时就诊，复查肝肾功能、血常规等。但患者未能规律治疗，症状反复明显，最终未来就诊。

关键词　规律治疗　预后

引导问题：

1. 小易为何会最终脱落？

2. ADHD 为何会对患者有终身的影响？

第十三章

"降黄"的那些日子：胰腺癌

导言

　　胰腺癌恶性程度高，发病隐匿，许多患者就诊时已达肿瘤晚期，无法手术治疗，且胰腺癌有时表现的相关症状常需要和众多疾病鉴别。以邢大妈为例，在整个胰腺癌诊治过程中需要明确胰腺癌的基本诊断思路，与黄疸的鉴别以及合并胰腺炎的鉴别，胰腺癌确诊后的治疗方案及后期综合治疗措施。

教案简介

　　邢大妈从教师岗位上退休到现在已经6年，退休后一直在家帮忙照顾孙子，近2个月她感觉自己体重减轻了大约3 kg，小便也越来越黄，一开始还以为是到了冬天，自己水喝少了，直到最近1个月去菜市场买菜遇到以往的老朋友，老朋友告诉她面色稍黄，当时的邢大妈并未在意，以为是最近孙子闹腾得厉害，没有休息好，直到吃晚饭时告诉了女儿白天的事情，女儿才发现邢大妈面色稍黄，眼睑、巩膜稍黄。于是第二天带着邢大妈于我院肝胆胰外科就诊，查肝胆胰脾彩超和肝功生化发现肝内外胆管扩张，胆囊增大，肝酶升高，胆红素升高并以结合胆红素升高为主。

学习目的

　　（1）了解胆管及胰腺的解剖学结构及组织学结构；
　　（2）了解胰腺的生理功能；
　　（3）了解黄疸的鉴别；
　　（4）了解梗阻性黄疸的发生机制及常见疾病；
　　（5）明确梗阻性黄疸病因的可行方法；
　　（6）了解胰腺癌发病机制、临床表现、诊断；
　　（7）了解胰腺癌的常见手术治疗方法；
　　（8）了解胰腺癌的术后随访及综合治疗；
　　（9）了解胰腺疾病的三级预防基本思路及科普。

顺序与进度

　　指导课 1　引出梗阻性黄疸的案例，学习胆管、胰腺解剖学构造、组织学结构和生理功能，学习梗阻性黄疸血液学改变的意义及黄疸的鉴别诊断。

指导课 2　给出患者实验室检查的相关结果,学习肝功能、尿常规等在梗阻性黄疸中的重要意义,学习胰腺疾病的辅助检查手段,了解超声内镜在胰腺相关疾病中的知识。

指导课 3　学习胰腺癌发病机制、临床表现、诊断、鉴别诊断及治疗。从三级预防的角度初步探讨胰腺疾病的科普及宣教。

指导课 1

T1-P1

　　患者邢大妈,女,72 岁,于 2 个月前在无明显诱因的情况下发现小便颜色加深,无腹疼腹胀、无尿急尿痛,无发热,未予以重视,1 个月前皮肤黏膜出现黄染,逐渐加重,伴随体重减轻,入院检查,查肝胆胰彩超提示肝内外胆管扩张,胆囊增大,肝功能提示胆红素升高,以直接胆红素升高为主。

关键词　小便颜色加深　皮肤、黏膜黄染

提问解答

引导问题:

1. 正常的尿液外观是怎样的?

2. 尿色改变见于哪些情况?

3. 皮肤黄染有哪些原因?

T1-P2

　　门诊医生检查后发现:患者生长发育良好,神志清,呼吸平稳,应答切题,血压 132/78 mmHg,全身皮肤、黏膜黄染,四肢及多处皮肤抓痕,水肿(-),全身皮疹(-),颈部未及肿大淋巴结,两肺呼吸音清,无啰音,心音有力,心律齐,无杂音。腹部平软,无压痛,肝脾肋下未及,右肋下可触及肿大的胆囊,墨菲征(-),肝区叩击痛(-),双侧肾区叩击痛(-)。四肢关节无肿胀,神经系统体检（－）。

关键词　皮肤、黏膜黄染　触及肿大的胆囊　墨菲征（－）

引导问题：

1. 增大胆囊如何触诊，有何意义？

2. 胰腺、胆管的解剖学结构及组织学结构是怎样的？

指导课2

T2-P1

该患者实验室检查结果如下：

（1）尿常规：黄色，尿蛋白（－），尿糖（++），尿酮体（+），尿胆红素（++），尿胆原（－）。

（2）血常规：WBC 6.8×10^9/L，N 58.7%，L 25.5%，RBC 4.35×10^{12}/L，Hb 114 g/L。

（3）肝功能：丙氨酸氨基转移酶336.2 U/L↑，天冬氨酸氨基转移酶265.9 U/L↑，谷氨酰转肽酶628.7 U/L↑，总胆红素220.7 μmol/L↑，结合胆红素173.7 μmol/L↑，非结合胆红素47.0 μmol/L↑。

（4）肿瘤标志物：CA 125 14.9 U/mL，CA 199 > 1000 U/mL↑，CEA 7.69 ng/mL↑，AFP 2.2 ng/mL

肝胆胰脾彩超：肝内外胆管扩张，肝囊肿，大胆囊，胆囊息肉样突起，胰管扩张。

关键词　尿胆红素（++）　结合胆红素　CA199　肝内外胆管　胰管扩张

引导问题：

1. 梗阻性黄疸主要的实验室检查手段有哪些？有何意义？

提问解答

2. 梗阻性黄疸肿瘤标志物应该检测哪几项及检测意义?

3. 梗阻性黄疸肝胆胰脾彩超检测的意义。

T2-P2

医生追问患者既往史及家族病史,患者回忆家族中无胰腺癌、肝癌、胆管癌、胆囊癌病史,3 年前因腹部疼痛,当时查血常规:白细胞 $18.8 \times 10^9/L$ ↑,中性粒细胞 88.7% ↑,淀粉酶 3868 U/L ↑,脂肪酶 1282 U/L ↑,当时医生诊断为"急性胰腺炎",彩超提示大胆囊,胆泥形成,予以补液、抑酸、抑酶、抗感染对症治疗后康复出院,建议出院后 3 个月入院手术治疗,患者出院后没有定期门诊随访也未手术治疗。本次患者入院后要求复查淀粉酶、脂肪酶,结果提示:淀粉酶 223 U/L ↑,脂肪酶 346 U/L ↑。

关键词 淀粉酶升高 脂肪酶升高

引导问题:

1. 你认为既往"急性胰腺炎"的诊断正确吗?

2. 急性胰腺炎发病原因(危险因素)有哪些?

3. 若该患者的既往急性胰腺炎需要更加明确,需要进一步完善何种检查?

4. 该患者本次复查淀粉酶 223 U/L ↑、脂肪酶 346 U/L ↑，是否合并胰腺炎？

5. 该患者需要明确诊断，下一步检查是什么？

指导课 3

T3-P1

> 为明确诊断，医生建议患者完善上腹部增强 CT 及上腹部 MRI。检查结果提示：胰腺钩突占位伴胆道系统及胰管扩张，考虑 MT，后腹膜多发小淋巴结，肝囊肿，肾囊肿。

关键词　胰腺钩突占位

引导问题：

1. 胰腺占位常见疾病有哪些？

提问解答

2. 胰腺癌常见的临床表现。

3. 胰腺癌的检查需要哪些？

T3-P2

通过患者的症状、体征，结合辅助检查，医生明确了胰腺占位诊断，给予以下治疗：腹腔镜下胰十二指肠切除术治疗。患者康复出院。

关键词　胰腺癌治疗

引导问题：

1. 胰腺癌的常见治疗方法。

2. 胰腺癌外科治疗原则。

3. 梗阻性黄疸患者术前降黄选择及适应证。

4. 胰腺癌的常见手术方式。

5. 胰腺癌术后并发症的处理及处理原则。

6. 胰腺癌的内科治疗方法。

7. 请你谈谈胰腺疾病三级预防的基本诊疗措施及胰腺疾病科普需要的基本内容。

第十四章

小"胆囊"，大"教训"：胆囊结石伴胆囊炎

导言

　　生活节奏快，工作压力大，饮食不规律，作息紊乱等似乎是现代年轻上班族的共同特点，这些因素恰好是胆囊结石和胆囊炎的好发诱因。年轻医生可能理论知识掌握得很好，但不能做到融会贯通，腹腔镜下胆囊切除虽然是肝胆科的基本手术，但如果不能把关好细节问题，也会出现大问题。通过本教案，带领同学们一起回顾胆道系统的解剖学结构及组织学结构和生理功能；了解腹痛的常见原因，类型和所对应的疾病；重点掌握胆囊结石伴胆囊炎的临床表现、鉴别诊断、手术治疗原则、术后并发症和术后康复锻炼治疗；同时对于医疗过程中产生的事故处理进行初步探讨。

教案简介

　　小吴，多年不规律生活，反复出现右上腹痛，他以为是胃病，所以一直未就诊处理。在一次聚会时，突发剧痛，被救护车送往医院。

　　小顾是肝胆科的青年医生，他履历优秀，医德高尚，但缺少实践和经验。他是小吴的主治医生，将小吴收治入院后，一番检查诊断后，小吴是胆囊结石伴胆囊炎急性发作，需要立刻手术治疗。

　　虽然小顾主刀不多，但此次手术进行得比较顺利，由于侥幸心理，小顾并没有对胆管进行仔细的检查，也没有做更多的处理就结束了手术。小吴在即将出院时，再发腹痛，且更为剧烈，有着明显的腹膜刺激征，而腹腔引流出了胆汁。没办法只能"二进宫"，这无疑给患者带去了不必要的痛苦。经过这次事件，小吴明白了身体的重要性，不能将身体当作挥霍的资本，钱没了可以再赚，胆囊没了就没了。小顾明白了手术的严谨性，手术意外只有100%和0的区别，哪怕要多花点时间和精力，也必须做到极致，这才是对患者负责，是一个合格医生的立身之本。

学习目的

　　（1）了解胆道系统的解剖学结构及组织学结构和生理功能；

　　（2）了解腹痛的常见原因，类型和所对应的疾病；

　　（3）了解牵涉痛所对应的常见疾病；

　　（4）了解胆道疾病的影像学检查；

　　（5）了解胆囊结石伴胆囊炎的临床表现，体征，手术指征和治疗；

　　（6）了解医源性胆管损伤的预防，诊断和处理；

　　（7）了解术后引流的相关知识；

（8）了解胆瘘的临床表现和辅助检查；

（9）了解医疗事故的相关知识。

顺序与进度

指导课 1 通过小吴这样的病例，从诊断学角度出发学习腹痛的常见原因、类型和传导机制，学习疾患的体表牵涉痛部位、腹部疼痛部位图解，通过胆囊结石的典型体征引出案例，学习胆道疾病常见的影像学检查，学习胆道系统的解剖结构和生理功能。

指导课 2 通过小吴入院后的查体、实验室检查和影像学检查，学习胆囊结石的诱因和手术指征，急性结石性胆囊炎的临床表现、辅助检查，学习胆囊结石的种类，并引出胆道损伤的内容。

指导课 3 通过小吴术后病情的变化学习术后引流的内容，胆道损伤的诊断和治疗，胆瘘的临床表现及辅助检查，最后通过对于小吴术后并发症的再次手术引出关于医疗事故的内容。

指导课 1

T1-P1

患者小吴，男，35 岁，于 1 周前在聚餐后突发右上腹疼痛，伴恶心，呕吐，向后背和肩部放射。小吴以为是胃病，自己吃了点胃药，忍着痛就入睡了，第二天疼痛缓解，小吴也就没当回事上班去了。3 天前参加聚会，两口白酒下肚，小吴的肚子又疼了起来，小吴疼得在地上打滚，同事见状立马拨打了急救电话，将小吴送往了医院。

关键词 反复进食后右上腹痛 后背和肩部放射痛

提问解答

引导问题：

1. 急性腹痛的常见原因。

2. 腹痛的发生和传导机制。

3. 临床常见内脏疾患的体表牵涉痛部位。

4. 腹部疼痛部位。

T1-P2

急诊医生体格检查后发现：患者神志清，精神可，营养中等，表情平静，检查合作，皮肤、黏膜未见黄染。查体：自主体位腹部隆起，未见胃肠型及蠕动波，腹肌紧，全腹有压痛及反跳痛，以剑突下及右上腹部明显，未扪及包块，墨菲征阳性，肝脾肋下触诊不满意，肝区叩击痛，双肾区无叩击痛，移动性浊音阴性，肠鸣音3次/分。血常规：WBC 11.3×10^9/L，RBC 3.3×10^{12}/L，Hb 76 g/L，N：0.77。腹部B超：胆囊结石。请肝胆科的小顾医生会诊后，以"胆囊结石"收治入肝胆胰外科。

关键词 全腹有压痛和反跳痛 墨菲征阳性 B超查出胆囊结石

引导问题：

1. 压痛和反跳痛常见于哪些情况？

2. 墨菲征的概念和检查方法。

3. 胆囊疾病常用的影像学检查。

4. 胆道系统的应用解剖。

5. 胆道系统的生理功能有哪些?

指导课2

T2-P1

小顾医生对收治入科的小吴进行了全方面的检查,检查结果显示小吴体温38℃,白细胞有1.5万,丙氨酸转移酶和碱性磷酸酶升高,并且触诊小吴腹部,有明显的压痛反跳痛和墨菲征。再结合B超判断,结石超过2 cm,小顾医生意识到必须立刻对小吴进行手术治疗。小顾医生虽然是国内名牌医学院毕业生,但刚入职没多久,手术经验不是很丰富,对自己能否完成急性发作期的胆囊结石手术还不确定,但看到小吴痛苦的样子,小顾医生决定进行急诊手术。

关键词　临床表现　辅助检查　手术指征

提问解答

引导问题:

1. 胆囊结石的诱因。

2. 胆囊结石的手术指征。

3. 急性结石性胆囊炎的临床表现。

4. 你认为是否还需要采取其他辅助检查项目来明确诊断?

T2-P2

　　腹腔镜一进入小吴的腹部，显示屏上就显示出胆囊粘连很重，被肠黏膜包围着，胆囊又很大，内容物似乎随时都要"炸"出来一样。小顾医生心里默默捏了一把汗，他先将胆囊底附近的肠黏膜松解，将胆囊的轮廓释放出来，然后在大胆囊上烫一个洞，先进行减压处理。然后沿着胆囊的边界找出胆囊三角的位置，并分离出其中的血管和胆管。手术进行得比较顺利，一切都向着好的方向发展，然而在顾医生给胆囊管上夹子的时候，第一次没有成功，后来尝试了数次才成功。

　　经过2个小时的手术，胆囊被成功切除，标本袋里装满了密密麻麻的沙粒样黄色结石。虽然手术结束，但是顾医生心里清楚，几次失败的上夹可能损伤了胆管壁，但侥幸心理使顾医生没有做过多处理，只在腹腔放置了一根引流管。

关键词 胆囊三角　沙粒样黄色结石　胆管壁损伤

引导问题：

1. 腹腔镜下胆囊切除术的重要解剖标志。

2. 胆囊结石的分类。

3. 胆管损伤的类型。

4. 如何预防医源性的胆管损伤？

指导课 3

T3-P1

术后第 2 天，小吴一直都没有什么异常，手术切口无红肿渗液，敷料干燥。专科检查正常，24 h 内引流管引出 15 mL 淡红色血性液体。看到小吴恢复良好，顾医生悬着的心终于安定了下来，于是打算明早将引流管拔除后，就可以安排小吴出院了。

当晚 11：00，值班的陈主任突然打电话过来，电话那头传来陈主任急切的声音："快来，小顾，你开刀的那个患者出事了。"

关键词 术后拔管

引导问题：

1. 外科引流及其作用。

提问解答

2. 各种引流管的拔管时间。

T3-P2

小顾医生火急火燎地来到科室，发现小吴已经戴上了呼吸面具，挂上了监护设备，而陈主任在一旁描述事情的发展。

晚上 8 点的时候，小吴刚吃好晚饭，正准备围着病区活动一下，结果突发呕吐，被家属搀扶回床，本以为只是吃饭吃快了，结果快到 10 点的时候，家属说小吴额头烫得厉害，值班的护士测量了体温，高达 38.5℃，护士向值班医生汇报完情况，陈主任以为是术后感染，让护士去做个急诊血常规，并开了 2 瓶有消炎作用的药物让小吴静滴。结果还没输液完，家属赶过来说，小吴在床上痛得打滚。陈主任意识到情况不对，赶快前往病房查看，发现小吴腹部有明显的压痛反跳痛，呈"板状腹"，再看引流管里流出了金黄色的液体，这明显是胆瘘的症状。

最坏的情况已然发生，容不得小顾医生去自责和后悔。血常规结果显示：白细胞达到 2.4 万，电解质紊乱，血清总胆红素升高，陈主任当机立断将小吴送往手术间，行急诊手术探查。

关键词 胆瘘

引导问题:

1. 胆管损伤的诊断。

2. 术中若发现胆管损伤,正确的处理措施是什么?

3. 胆瘘的临床表现。

4. 胆瘘的辅助检查。

T3-P3

经过一夜的努力,小吴终于转危为安。第二天,小吴家属来询问为什么需要二次手术,小顾医生惭愧不已,将小吴病情整个地转归一五一十地告知家属,并得到了家属的谅解。这下让顾医生更加内疚,他暗下决心,以后对待类似患者,一定要做到谨慎、谨慎再谨慎,不要让患者遭受本可避免的伤害。

关键词 医疗事故

引导问题:

1. 医疗事故的等级。

2. 医疗事故赔偿范围及标准。

3. 怎么防止医疗事故的发生。

第十五章

赵爷爷的生死 24 小时：出血性脑卒中（高血压脑出血）

导言

高血压和高血压脑出血是现代生活中十分常见的疾病。通过赵爷爷这个病例，带领同学们一起回顾神经系统头痛、偏瘫症状和神经系统查体瞳孔对光反射及病理反射的诊断学意义；复习大脑中动脉分布和供血等解剖知识；了解高血压的发病机制、临床表现和诊断标准；重点掌握高血压脑出血的临床表现、鉴别诊断、手术治疗原则、术后并发症和术后康复锻炼治疗；同时对于现代社会老年人常见慢性疾病的预防和健康宣教，以及我国分级诊疗体制的建立进行探讨。

教案简介

赵爷爷是位 72 岁的退休教师，老伴去世多年，子女不在身边，是一位空巢老人。一天赵爷爷在小区和邻居老张下棋时突发头痛，一侧肢体不能活动，老张赶紧把他送往医院。经过头颅 CT 检查，赵爷爷被诊断为高血压脑出血，先收入神经内科对症保守治疗，赵爷爷儿子也从外地紧急赶回来。当天晚上赵爷爷病情突变，复查头颅 CT 出血量明显增大，请神经外科会诊后紧急行手术治疗，手术顺利。第二天上午赵爷爷神志恢复清醒，复查头颅 CT 出血基本清除，暂时脱离危险期。从发病入院到脱离危险期，赵爷爷经历了生死 24 小时，赵爷爷的儿子和女儿都劝赵爷爷以后跟他们一起住，赵爷爷就是不肯，劝了半天也没有用。神经外科手术医师邵主任建议赵爷爷出院后还需要进一步针对性地康复锻炼，以及定期监测好血压。

学习目的

（1）了解头痛、偏瘫的常见病因；

（2）了解动脉血压的产生；

（3）了解瞳孔对光反射的传导途径和神经病理反射检查；

（4）了解胆固醇的代谢途径；

（5）了解血脂与动脉粥样硬化的关系；

（6）了解高血压的发病机制、诊断标准和鉴别诊断；

（7）了解大脑中动脉血管的分布和供血区；

（8）了解高血压脑出血的临床表现、好发部位和治疗原则；

（9）了解硝酸甘油的药理学作用和副作用；

（10）了解意识状态划分和评估；

（11）了解颅内压增高；

（12）了解脑疝解剖学基础、分类和临床表现；

（13）老年人常见慢性疾病健康宣教、三级诊疗机制探讨。

顺序与进度

指导课 1 从诊断学角度引出老年人常见的头痛、偏瘫的常见病因；动脉血压的产生及影响因素；瞳孔对光反射和神经病理反射的意义；胆固醇的代谢途径；血脂与动脉粥样硬化的关系；高血压的发病机制。

指导课 2 根据赵爷爷入院后的查体、实验室检查和影像学检查，引出高血压的诊断标准，同时根据头颅 CT 出血部位介绍大脑中动脉血管的分布和供血区以及高血压脑出血的好发部位，随后着重介绍高血压脑出血的临床表现和内科治疗原则；颅内压增高的临床表现和病因；接着通过硝酸甘油降压药物引出硝酸甘油的药理学作用和副作用。

指导课 3 通过赵爷爷病情突变导出意识状态的划分和评估；了解脑疝的概念、分类和解剖学基础；以及高血压脑出血的手术指征和并发症；同时在赵爷爷儿子情绪激动的时候，如何进行良好的医患沟通；最后通过赵爷爷出院后所面临的问题，初步探讨常见老年慢性疾病科普和健康宣教的重要性，以及从康复治疗角度分析我国目前三级诊疗的必要性和可行性。

指导课 1

T1-P1

赵爷爷今年 72 岁，是一位退休教师，老伴已去世多年，有一儿一女。女儿长期定居国外，儿子在外地工作，平时过节儿子和儿媳会带着孙子来看他。赵爷爷住在市中心的一个老年社区，平时喜欢和同社区的老张一起下围棋。上午 10：30 赵爷爷正跟老张在下棋，突然感到头痛，而且右边的手脚没有力气，一下子瘫倒在地上。老张见了连忙将他扶起来，和保安一起赶紧把他送到了最近的医院，同时打电话联系赵爷爷在外地的儿子。

关键词 突发头痛 偏瘫

引导问题：

1. 头痛的原因有哪些？

提问解答

2. 引起偏瘫的原因有哪些？偏瘫与其他类型瘫痪的定位诊断区别？

3. 如果你是一名急诊科医生，该患者到达急诊室时，首先需要重点关注哪些检查？

T1-P2

上午 11：00，救护车将赵爷爷送到医院后，急诊室的周医生接诊后询问了赵大爷的病史。邻居老张告诉周医生他以前身体还可以，没听说他以前有什么大的毛病，去年听说血压有点高，吃过一段时间药。周医生对赵爷爷进行了详细的体格检查：体温 37.0 ℃，血压 158/92 mmHg，心率 98 次 / 分，呼吸 22 次 / 分，神志清，体形偏胖，双瞳孔等大等圆，直径 3 mm，光反应灵敏，双肺呼吸音清，无干湿啰音，心率齐，各瓣膜区未闻及杂音。腹平软，左侧肢体肌力 V 级，右侧肢体肌力 II 级，右侧病理征阳性。

关键词　血压　不规则服药　病理征阳性

引导问题：

1. 动脉血压是如何形成的以及影响因素？

2. 瞳孔对光反射的传导通路。

3. 神经病理反射有哪些？病理征阳性的意义是什么？

T1-P3

11：30，急诊科的周医生立即给予赵爷爷心电监护、吸氧、补液，静脉降压药物微量泵入控制血压，并立即抽血化验，安排行头胸 CT、床边心电图、B 超等检查，并告诉陪同来的老张患者病情危重，要尽快通知家属。赵大爷行头颅 CT 提示：左侧基底节脑出血。胸部 CT 提示：两肺慢性支气管炎改变。心电图：窦性心律。B 超提示：肝胆胰脾未见明显异常，腹腔未见积液。血常规：白细胞 $12×10^9$/L ↑，中性粒细胞比例 70% ↑，血红蛋白 130 g/L。总胆固醇 6.24 mmol/L ↑，甘油三酯 2.26 mmol/L ↑，低密度脂蛋白 3.59 mmol/L ↑，其余肝肾功能、血糖、电解质均正常。老张告知周医生已和赵大爷儿子通过电话，下午 17：00 之前能赶到，让医生一切先以抢救为重，赵大爷女儿也连夜订了回国的机票。

头颅 CT

关键词 胆固醇 甘油三酯 脑出血

引导问题：

1. 胆固醇的代谢途径。

2. 血脂与动脉粥样硬化的关系。

3. 高血压的发病机制有哪些？

指导课 2

T2–P1

中午 12：00，周医生请神经内科会诊，神经内科杨医生会诊后诊断左侧基底节高血压脑出血、高血压病，建议收治入院暂时保守治疗。周医生电话里简要告知赵爷爷儿子目前赵爷爷的情况，并把相关情况汇报给医院总值班医生，书写完急诊病历后，安排赵爷爷转神经内科病房住院，并与杨医生进行交接。

关键词　基底节　诊断　鉴别诊断

引导问题：

1. 大脑中动脉的走形。

提问解答

2. 大脑中动脉分支及高血压脑出血的好发部位。

3. 高血压脑出血的诊断和鉴别诊断。

T2-P2

13：30，赵爷爷住进神经内科病房，予以心电监护、吸氧、禁食，对症甘露醇脱水，硝酸甘油微量泵入控制血压以及止血、营养脑神经和静脉内营养治疗。晚上 19：00 赵大爷儿子赶到医院，赵爷爷病情基本平稳，左侧肢体活动良好，但右侧肢体活动仍受限，只能在床上移动，不能抬起。杨医生跟赵爷爷儿子交代了病情，赵爷爷诊断为左侧基底节高血压脑出血、高血压病明确，根据患者目前的出血量和神志反应，可保守治疗，但是仍有出血进一步增大和再出血的可能，以及导致一系列的并发症可能。杨医生跟赵爷爷儿子签署了医患沟通单和病危通知书。

关键词　硝酸甘油　肌力　保守治疗　再出血

引导问题：

1. 高血压脑出血的临床表现。

2. 高血压脑出血的内科治疗适应证和治疗原则。

3. 硝酸甘油的药理学作用和副作用。

T2-P3

晚上 23：30，病房里已经很安静，只听见偶尔地从护士站传来的铃声和电话声。赵爷爷的儿子正准备在躺椅上睡一会，突然赵爷爷说非常头痛，接着呕吐了两次，随后出现意识模糊、呼之不应，赵爷爷儿子连忙喊来值班医生。值班医生查看赵爷爷后考虑很可能是出血增大，紧急复查头颅 CT：左侧基底节出血量较前明显增加。值班医生连忙电话通知神经外科紧急会诊，神经外科二线班会诊医生邵主任迅速赶到，查看患者情况和头颅 CT 后，告知赵爷爷儿子现在患者再次出血，且出血量较前明显增加，意识反应变差，建议立即手术治疗。赵爷爷儿子听后很不理解，明明自己的父亲通过药物保守治疗已经很平稳，为什么会突然又再出血，如果手术能保证手术的成功率吗？经过神经内科值班医生和神经外科邵主任反复解释，赵爷爷儿子仍不是很理解，且情绪很激动。

复查头颅 CT

关键词 呕吐 颅内高压 意识模糊 手术 家属情绪

引导问题：

1. 人的意识状态如何划分？

2. 临床上如何评估人的意识状态？

3. 颅内压增高的常见病因。

4. 颅内压增高的临床表现。

5. 高血压脑出血的手术指征。

指导课 3

T3-P1

晚上 00：30，赵爷爷儿子和当时在机场准备登机的姐姐电话沟通，电话里姐姐告诉他相信医生，一切治疗听从医院安排。通过神经外科邵主任的仔细解释，赵爷爷的儿子逐渐理解，当即表态立即手术，并愿意承担手术风险和并发症。邵主任迅速联系手术室，完善术前准备，晚上 1：00 赵爷爷被送进手术室进行手术治疗，经过 3.5 h 的手术，4：30 赵爷爷被推出了手术室，邵主任告诉赵爷爷儿子，手术很顺利也很成功，幸亏及时手术清除血肿，如果再晚一点就可能出现脑疝，那就后果不堪设想。虽然手术很成功，但术后仍可能有许多并发症。术后赵爷爷被转入神经外科 ICU 进一步密切观察和治疗。

关键词　手术并发症　脑疝

引导问题：

1. 高血压脑出血的术后并发症有哪些?

提问解答

2. 脑疝的解剖学基础。

3. 脑疝的分类和临床表现。

T3-P3

次日上午 10：30，赵爷爷的女儿赶到医院，向邵主任了解了父亲的整个发病和治疗情况。邵主任告诉赵爷爷的女儿和儿子，早上查房患者神志已经清楚，复查头颅 CT 提示左侧基底节出血基本清除。从赵爷爷发病到现在刚好经历了 24 小时，暂时脱离了危险期，再观察 2 天如果平稳可以迁出ICU 至普通病房。经过 1 个月的治疗，赵爷爷右侧的肢体活动较前也有所好转，但仍比左侧正常活动差。邵主任告知可以转康复医院进一步针对性地康复锻炼治疗，并且出院后一定要按时服用降压药，定时监测血压。赵爷爷的儿子和女儿终于松了一口气，两个人都劝说赵爷爷以后和他们一起住，但赵爷爷就是不肯，赵爷爷儿子和女儿也没办法。

关键词　出院注意事项　康复治疗　分级诊疗

引导问题：

1. 你认为赵爷爷出院后主要有哪些注意事项？

2. 请你从 2030 健康中国角度出发谈谈我国目前分级诊疗的必要性。

第十六章

小孙的生死时刻：急性硬膜外血肿

导言

急性硬膜外血肿是神经外科非常常见的急诊病例，通过小孙的这个病例，带领同学们全面学习颅脑损伤的解剖知识、相关的临床表现以及实验室检查的判读；硬膜外血肿与硬膜下血肿的鉴别；硬膜外血肿的手术指证及头颅 CT 颅内出血量的估算方法；神经系统查体的具体步骤；重点掌握急性硬膜外血肿的临床表现、影像学及治疗原则；同时在医患沟通方面进行学习和探讨。

教案简介

小孙是一位普通小学生，某天早上由爷爷骑电动车送她去学校上学，途中突发交通事故，小孙从电动车后座摔下，撞伤头部，当即昏迷，数分钟后转醒，被急救车送至医院急诊。头颅 CT 提示为右侧颞部硬膜外血肿，收住神经外科，暂时保守治疗，入院 1 h 出现意识障碍加深，右侧瞳孔散大，急诊复查头颅 CT 提示右侧颞部硬膜外血肿较前明显增大，向家属交代病情后，患者家属犹豫不决，最终远在外地的父亲通过电话决定立即手术，最终手术顺利。术后第二天复查头颅 CT 硬膜外血肿完全清除，小孙也恢复清醒并逐渐脱离危险期，并在手术后一周顺利拆线出院，手术医生董主任向患者家属详细交代注意事项以及定期门诊随访。

学习目的

（1）了解颅骨的解剖知识；

（2）了解头痛的常见病因及问诊要点；

（3）了解意识障碍的病因及临床表现；

（4）了解逆行性遗忘和顺行性遗忘及其常见的病因；

（5）了解应激反应的诊断、临床表现及相关实验室检查；

（6）了解典型硬膜外血肿 CT 表现和与硬膜下血肿相鉴别；

（7）了解白细胞升高的原因；

（8）了解硬膜外血肿的诊断，典型临床表现及鉴别诊断；

（9）了解颅内出血量计算；

（10）了解硬膜外血肿保守治疗的策略；

（11）了解格拉斯哥昏迷指数的具体评估指标；

（12）了解神经系统查体具体步骤；

（13）了解瞳孔对光反射的检查方法；

（14）了解病理反射临床常用的测试方法及临床意义；

（15）了解颅内压增高及脑疝的诊断、分类及临床表现；

（16）了解病情危重患者家属的医患沟通；

（17）了解硬膜外血肿的手术指征、手术风险及预后；

（18）了解硬膜外血肿术前准备和术后治疗；

（19）了解"以患者为中心"的医疗服务理念。

顺序与进度

指导课 1 以普通车祸颅脑外伤，引出硬膜外血肿的案例，学习颅骨解剖知识；头痛的常见病因及问诊要点；意识障碍的病因及临床表现；什么是逆行性遗忘和顺行性遗忘及其常见的病因；应激反应的诊断及临床表现。

指导课 2 根据小孙的临床表现和影像检查，得出硬膜外血肿的诊断，其典型临床表现及鉴别诊断；硬膜外血肿头颅 CT 的典型表现；格拉斯哥昏迷指数的具体评估指标。

指导课 3 小孙出现病情变化，瞳孔对光反射的检查方法及临床意义；双侧瞳孔大小不等的临床意义；病理反射临床常用的测试方法及临床意义；颅内压增高及脑疝的诊断、临床表现及分类；硬膜外血肿的手术指征及并发症；面对突发情况，如何进行良好的医患沟通；最后在小孙家属犹豫不决时，董主任并没有停止手术的准备，并全力争取手术机会，自身承担了很大的风险，可以就此展开讨论。

指导课 1

T1-P1

患者孙某，女，15 岁，家中独女，今早 7 时许，爷爷送小孙去上学，小孙坐在电动自行车后座，途中为避让行人，电动车不慎摔倒，小孙右侧颞部着地，当即意识不清，呼之不应，但数分钟后逐渐转醒，头痛症状明显，无法回忆受伤过程，路人拨打急救电话，救护车将祖孙二人送至附近医院急诊科。同时通知患者家属立即赶往医院。

关键词 右侧颞部　意识不清　头痛　逆行性遗忘

引导问题：

1. 颅骨的解剖知识。

提问解答

2. 头痛的常见病因及问诊要点。

3. 意识障碍的病因及临床表现。

4. 逆行性遗忘和顺行性遗忘及其常见的病因。

T1-P2

上午 7：40，急救车将祖孙二人送至医院，急诊科叶医生负责接诊，爷爷受伤较轻，仅头部少许擦伤，他向叶医生详细描述了受伤经过，并着重说明小孙有短暂的昏迷过程，既往也没有特殊病史，希望好好检查，叶医生对小孙进行了详细的体格检查：体温 37.3 ℃，血压 121/75 mmHg，心率 101 次/分，呼吸 20 次/分，神志清楚，能准确应答，无法回忆受伤经过，双侧瞳孔等大等圆，2.5 mm，光反射灵敏，右颞部稍肿胀，局部有瘀斑，颈软，两肺呼吸音清，无啰音，心音有力，心律齐，无杂音。腹部平软，无压痛，肝脾肋下未及。四肢活动良好，肌力Ⅴ级。

关键词　体温升高　心率加快　呼吸加快

引导问题：

1. 应激反应的诊断、临床表现及相关实验室检查。

T1-P3

上午 8：00，急诊科叶医生在了解病情后，立即给小孙进行吸氧、心电监护、开通静脉通路，安排抽血化验，并立即行头胸部 CT，急诊床旁心电图、B超检查，急诊头颅 CT 提示右颞部硬膜外血肿，右侧颞骨骨折。胸部 CT 提示双下肺坠积性改变。心电图及 B 超未见明显异常。血常规：WBC $11×10^9$/L（$8×10^9$ ~ $10×10^9$/L），N%60（50% ~ 70%），RBC $4.37×10^{12}$/L（$4×10^{12}$ ~ $4.5×10^{12}$/L），Hb 135 g/L（120 ~ 140 g/L）。肝肾功能、生化、血糖未见明显异常。

关键词　硬膜外血肿 CT 表现　白细胞升高

引导问题：

1. 典型硬膜外血肿 CT 表现是什么，怎样与硬膜下血肿相鉴别？

2. 白细胞升高的原因有哪些？

指导课 2

T2-P1

上午 8：30，叶医生请神经外科专家会诊，神经外科董医生在了解病情并阅片后考虑诊断右颞急性硬膜外血肿、右颞骨骨折，初步估算血肿量约 15 mL，患者目前神志清楚，建议收住神经外科，暂时保守治疗。这时患者的母亲也赶到急诊室，叶医生和董医生一起把患者情况向其母亲进行详细介绍，并强调目前受伤时间较短，血肿不稳定，存在继续增大可能，需要密切观察意识情况，患者母亲表示理解并签署医患沟通备忘录。

关键词　硬膜外血肿　血肿量　保守治疗

提问解答

引导问题：

1. 硬膜外血肿的诊断，典型临床表现及鉴别诊断。

2. 如何通过头颅 CT 计算颅内出血量？

3. 硬膜外血肿保守治疗的策略包括哪些？

T2-P2

上午 8：50，小孙住进神经外科重症监护病房（NICU），予吸氧、心电监护、禁食，对症止血、补液等治疗。董医生再次对小孙进行意识情况评估，小孙目前 GCS 评分 15 分，诉头痛症状明显，自发睁眼，对答自如，四肢活动良好，肌力 V 级，双侧病理征阴性。董医生向护士交代病情，嘱密切观察患者意识变化情况，及时汇报。

关键词　GCS 评分　神经系统查体

引导问题：

1. 格拉斯哥昏迷指数的具体评估指标。

2. 神经系统查体具体步骤。

指导课 3

T3-P1

上午 9：30，小孙出现情绪烦躁，诉头痛症状明显加重，床位护士立即通知董医生，患者随即出现意识障碍加深，呼之不应，GCS 7 分，刺痛不睁眼，无法应答，右侧瞳孔增大 4.0 mm，光反应迟钝，左侧瞳孔 2.0 mm，光反射灵敏，颈软，左侧肢体偏瘫，右侧肢体刺痛能定位，左侧巴氏征阳性。董医生立即安排复查头颅 CT，提示右颞硬膜外血肿较前明显增大，中线向左侧偏移。董医生在看到 CT 结果后立即安排助手曹医生进行术前准备，通知手术室准备急诊手术。同时向患者母亲和爷爷交代病情，小孙颅内血肿较前明显增大，出现了脑疝的情况，随时可能有生命危险，必须立即进行手术治疗。小孙母亲表示质疑，十几分钟前小孙仍十分清醒，怎么突然就昏迷了，小孙父亲常年在外地工作，自己独自一人照顾小孙，早上出门还好好的，现在却要接受开颅手术，小姑娘才 15 岁，作为母亲无法接受这样的事实。而小孙的爷爷自觉是自己的过错导致孙女生命垂危，更是一言不发，不敢做主。

头颅 CT 复查结果

关键词 右侧瞳孔增大 光反应迟钝 巴氏征阳性 脑疝 家属态度

提问解答

引导问题：

1. 瞳孔对光反射的检查方法。

2. 病理反射临床常用的测试方法及临床意义。

3. 颅内压增高及脑疝的诊断、分类及临床表现。

4. 患者病情危重，患者家属犹豫不决，你作为床位医生该如何进行沟通？

T3-P2

上午 9：40，与患者家属的谈话陷入僵局，但是董医生并没有让助手停止手术前的准备工作，因为他知道对于目前的小孙来说时间就是生命，他拨通了小孙父亲的电话，将目前情况向小孙父亲做了详细的介绍，小孙父亲当即表示要求立即手术，并愿意承担手术风险及可能的术后并发症。9：50，小孙被推进手术室，接受急诊开颅血肿清除手术，2 h 后手术顺利结束，麻醉复苏后小孙清醒了过来。中午 12：30，小孙被推出手术室回到病房。当听到小孙清楚地呼唤妈妈和爷爷后，小孙的母亲和爷爷热泪盈眶，再三对董医生表示感谢。董医生对他们说，虽然手术很成功，也没有对小孙造成明显的神经功能损伤，但是手术后 24 h 仍是危险期，不能排除再次出血的可能，仍需要密切观察。

关键词　开颅手术　手术风险

引导问题：

1. 硬膜外血肿的手术指征。

2. 硬膜外血肿的开颅手术风险有哪些？

T3-P3

术后第二天，小孙的父亲赶到医院，小孙再次接受了头颅 CT 的检查，血肿清除得很干净，也没有新的出血，董医生再次跟患者家属进行了谈话，小孙术后情况稳定，基本脱离了危险，但仍需要仔细看护。小孙的父母和爷爷感谢董医生的救命之恩。董医生说当时的情况尽快手术是小孙唯一的选择，她已经出现了脑疝的情况，晚半个小时都可能出现无法挽回的后果，但是知情同意是医疗的红线，我不可能在家属不同意的情况下为患者进行手术，所以我当时的心情其实比你们更加着急，我在谈话的同时并没有停止手术前的准备工作，因为我相信你们能够感受到我的心情，我们有共同的目标，都是为了小孙的健康。经过 1 周的术后治疗，小孙恢复得很好，可以回家休养，小孙一家再次对董医生表示感谢，高兴地回家了。

关键词　知情同意　术前准备　术后治疗　回家

引导问题：

1. 硬膜外血肿的预后如何？

2. 硬膜外血肿术前准备包括哪些?

3. 硬膜外血肿术后治疗包括哪些?

4. 如何体现"以患者为中心"的医疗服务理念?

第十七章

李师傅的"老腰痛"：腰椎间盘突出症

导言

腰椎间盘突出症是骨科常见病和多发病。通过李师傅腰腿痛的完整就医经历，带领同学们一起回顾临床常见的腰背痛的症状表现、病因、发生机制；复习关于脊柱检查的一般步骤和方法；学习腰椎间盘突出症的定义、诊断标准、X线片、CT和MRI影像学表现；重点掌握该病保守治疗和手术治疗的指征及各种不同的手术方法；了解科学合理制订术后康复方案的重要性；同时学会在患者依从性高的情况下，如何进行有效的医患沟通。

教案简介

李师傅是位56岁的货车司机，时常被腰痛困扰，但每次都是撑一撑就过去了。这一次，李师傅工作结束回家后，出现了剧烈的腰腿痛不适，无法忍受，被家人送到了医院。经过脊柱外科医生的查体和腰椎间盘CT检查诊断为腰椎间盘突出症。医生建议住院进一步检查和治疗，但李师傅拒绝了医生的建议并执意"挂水"，想要寻求"偏方"，结果事与愿违，非但症状未有改善，还导致神经压迫加重，出现了大小便功能障碍。经过专科医生的反复解释和建议，选择了相应的手术治疗方案，术后遵医嘱进行规范化的康复训练，最终彻底治愈了疾病，并懂得了疾病预防的重要性。

学习目的

（1）了解疼痛的分类，腰背痛的常见病因；

（2）了解下肢放射痛的概念；

（3）了解规范化脊柱检查的步骤和方法；

（4）了解感觉、肌力的定义；

（5）了解腰椎间盘突出症的定义、诊断标准；

（6）了解腰神经根的定位和支配区域；

（7）了解CT和MRI的影像学表现；

（8）了解腰椎间盘突出症的保守治疗和手术治疗指征和方法；

（9）了解手术方法的选择；

（10）了解术后神经功能康复和腰背肌训练的重要性；

（11）了解腰椎间盘突出症的健康宣教；

（12）了解医患沟通的方法和技巧。

顺序与进度

指导课 1　以李师傅这样一个反复腰痛的货车司机病例，从诊断学角度引出现代人常见的腰背痛的症状表现、病因、发生机制；认识并理解下肢放射痛；掌握临床技能关于脊柱检查的一般步骤和方法；学习感觉、肌力的概念。

指导课 2　根据李师傅的临床表现和相关检查，引出腰椎间盘突出症的定义、诊断标准，根据压迫节段介绍腰神经根的定位和支配区域；着重介绍严重腰椎间盘突出症的相关并发症；随后学习掌握腰椎间盘突出症的 CT 和 MRI 影像学表现和诊断。

指导课 3　通过李师傅的病情变化和治疗方案的不同选择，学习掌握腰椎间盘突出症的保守治疗和手术治疗指征；理解认识各种不同的手术方式方法；了解科学合理制订术后康复方案的重要性；同时学会在患者依从性不佳，犹豫不决时，如何进行良好的医患沟通，获得患者的信任。

指导课 1

T1-P1

患者李师傅，男，56 岁，是一名货车司机，经常会有腰酸背痛，喜欢跑去小区门口的盲人推拿店按摩，每次按摩完会感觉舒服一些。这次李师傅又开车去外地送货连赶了 3 天路，结束后感到腰痛得厉害，又习惯性去按摩。可这次按摩结束了，非但腰痛没得到一丝缓解，还连带着出现了右腿也疼得厉害，躺在床上起不来，到了晚上疼痛难忍，被家人送来了急诊外科。

关键词　疼痛　腰背痛　推拿按摩

引导问题：

1. 疼痛的临床分类和疼痛程度的评估方法。

提问解答

2. 腰背痛的病因有哪些？简述其发生机制和临床表现。

3. 你如何看待我国中医的推拿疗法？

4. 如果你是一名急诊科医生，该患者到达急诊室时，首先需要重点关注哪些检查？

T1-P2

急诊外科的张医生接诊后询问了李师傅的病史，得知他有腰痛的老毛病。并进行了详细的体格检查：体温 37 ℃，血压 145/90 mmHg，心律 75 次 / 分，呼吸 20 次 / 分，神志清，体形肥胖，两肺呼吸音清，无啰音，心音有力，心律齐，无杂音。腹部平软，无压痛，肝脾肋下未及。脊柱生理曲度存在，腰背部叩击痛，屈伸活动受限。左下肢放射痛，麻木感明显，直腿抬高试验＋，左踇背伸肌力减弱。右下肢感觉肌力正常。鞍区感觉正常，二便正常。

关键词 脊柱检查 直腿抬高试验 放射痛 感觉 肌力

引导问题：

1. 脊柱检查的一般步骤和常用检查方法。

2. 感觉系统的分类和感觉功能检查的常用方法。

3. 如何理解下肢放射痛？它是如何产生的？

4. 如何准确理解肢体肌力与肌张力？

指导课 2

T2-P1

急诊外科的张医生给李师傅安排了腰椎间盘 CT 平扫，CT 报告提示：L4/5 椎间盘突出。请脊柱外科朱医生会诊，朱医生看过患者和 CT 片后，建议患者进一步完善腰椎 MRI 检查，并告知有可能需要住院手术。李师傅认为这是他的老腰痛，医生小题大做了，情况没那么糟，拒绝了住院和进一步检查，坚持要求输液治疗。无奈，朱医生只能先临时给李师傅输入具体消肿止痛作用的药物，李师傅输液后感觉疼痛有所缓解，便在家人的陪同下勉强支撑着回家了。

关键词　腰椎间盘突出症　腰椎间盘 CT　腰椎 MRI

提问解答

引导问题：

1. 腰椎间盘突出症的临床表现有哪些？诊断及鉴别诊断？

2. 腰椎间盘 CT 和腰椎 MRI 检查的目的和意义？ X 线片检查是否没有意义？

T2-P2

李师傅知道自己"腰椎间盘突出"，到处寻求"偏方"，打听到坊间有专门"正骨"的可以把腰椎间盘突出"正好"，便满怀希望去"正骨"。可连着"正骨"2 天后，发现非但症状没缓解，连原本没症状的右下肢也出现麻木疼痛了，会阴部也有了麻木感，小便也变得费劲了。家里人见状，又再次把他带到了脊柱外科门诊就诊。脊柱外科门诊接诊的仇主任给他安排了 MRI 检查，MRI 报告提示 L4/5 巨大椎间盘突出，建议他立马住院接受手术治疗。

关键词　保守治疗　会阴部麻木　小便费劲　手术指征

引导问题：

1. 腰椎间盘突出症患者保守治疗的方法有哪些？

2. 如何理解马尾神经损害？

3. 腰椎间盘突出症的手术适应证。

指导课3

T3-P1

李师傅一听到自己需要手术治疗，很是害怕，又听说现在有微创治疗方式，伤口只要缝一针，询问仇主任能否给他做微创。仇主任给李师傅安排了腰椎正侧位和过伸过屈动力位片，发现李师傅的腰椎在L4/5节段出现了明显的牵引性骨质增生，局部椎体反向滑移，存在L4/5节段明显不稳定，需要做融合手术，再次与李师傅及家属沟通，通过仔细讲解各类手术的适应证，打消了李师傅的顾虑。李师傅最终也同意了仇主任的手术方案，进行了手术治疗。

关键词　腰椎不稳定　手术治疗的方式　微创手术与开放融合手术　医患沟通

引导问题：

1. 腰椎不稳定的定义、诊断标准及常见的临床表现。

提问解答

2. 腰椎间盘突出症的手术治疗方式有哪些？融合手术的适应证？各种术式相比有何利弊？如何理解微创手术？

3. 如果你是仇主任，在患者举棋不定，畏惧手术，不知如何选择时，该如何与他进行良好沟通？

T3-P2

　　手术后，李师傅的腿痛症状得到了明显的缓解，但是麻木感仍未完全消失，导尿管迟迟没能去除，便秘问题也一直困扰着他。李师傅很是苦恼，担心自己是否瘫痪了。仇主任建议李师傅抓紧去做神经功能康复。1个月后，李师傅的腿麻症状已经完全消失，大小便功能也都恢复了正常，但李师傅每天下午还是腰酸得厉害，再次来到了仇主任的门诊复诊。仇主任告知李师傅要加强腰背肌的锻炼，建议去游泳。李师傅听从仇主任的建议，坚持游泳，3个月后果然腰酸的情况得到了明显的改善。李师傅很开心，认为自己的老腰痛终于彻底好了，又想去跑长途货车了。仇主任提醒他，腰椎间盘突出是退变性疾病，重在预防。李师傅终于明白了：健康和工作同样重要，"两手都要抓，两手都要硬"。

关键词　神经功能康复　腰背肌训练　复查　依从性　健康宣教

引导问题：

1. 如何理解神经功能的康复？

2. 腰椎间盘突出的腰背肌康复训练有哪些？

3. 如何有效提高手术后患者的术后定期随访？如何进行有效的健康宣教，让患者建立良好的依从性？

第十八章

篮球运动员小赵的膝伤烦恼：半月板损伤

导言

半月板损伤是膝关节疼痛的主要病因。本教案通过篮球运动员小赵在训练中意外致伤膝关节，接受关节镜手术治疗后重返赛场的真实案例，带领同学们一起学习半月板损伤的相关知识。对膝关节内的重要组织结构、半月板的解剖和毗邻关系、半月板的血供以及生理功能等进行回顾；了解半月板损伤的致病因素及常见的撕裂类型；重点掌握半月板损伤的临床表现，并熟悉常见的查体；了解临床中常用的半月板损伤的诊断方式及严重程度分级，以及鉴别诊断；掌握半月板损伤的治疗原则、手术适应证、常见的手术方式以及康复治疗原则。

教案简介

小赵是一名体育学院篮球运动员，男，22岁，在一次训练中扭伤右膝引发膝关节疼痛伴活动受限。经休养1个月后症状稍有缓解开始恢复训练，但在训练中再次引发疼痛，遂来医院进行检查，MRI示右膝半月板后角撕裂。为了尽快恢复并重返赛场，小赵选择了关节镜下半月板缝合术。术后经科学的康复和训练，小赵现如今又重新活跃在了篮球赛场上。

学习目的

（1）了解膝关节的解剖结构及常见膝关节外伤疾病；

（2）了解半月板的解剖以及与周围组织的毗邻关系；

（3）了解半月板的血供及其与损伤预后的关系；

（4）了解半月板的生理功能；

（5）了解半月板的损伤机制；

（6）了解半月板损伤的临床表现；

（7）了解膝关节体格检查，针对半月板损伤的特殊查体；

（8）了解半月板损伤的诊断与鉴别诊断；

（9）了解半月板撕裂的常见类型与影像诊断分级；

（10）了解半月板损伤的治疗原则；

（11）了解半月板损伤的关节镜手术适应证；

（12）了解术后康复治疗原则以及重返赛场的标准。

顺序与进度

指导课 1　从运动员小赵训练中右膝意外扭伤的病例展开，介绍膝关节内的主要组织结构和常见的运动损伤类型；聚焦半月板的解剖和功能特点，引出半月板损伤的机制和撕裂类型。

指导课 2　列举运动员小赵膝关节外伤后的临床表现，结合诊断学内容引导学生系统地学习规范化的膝关节体格检查，借助多媒体视频资料重点示范针对半月板的特殊查体；结合真实的影像资料引导学生掌握半月板损伤的影像特点、分型与分级以及鉴别诊断要点。

指导课 3　根据小赵的病情特点及强烈的重返运动的诉求，引导学生为其制订个性化治疗方案，其中贯穿半月板损伤的治疗原则；介绍关节镜相关知识及手术治疗半月板损伤的适应证；结合半月板血运特点介绍常用关节镜治疗半月板损伤的手术方式及预后特点；通过手术视频展示真实手术过程；最后探讨术后康复治疗原则及注意事项，了解重返赛场的评判标准。

指导课 1

T1-P1

　　小赵，男，22岁，体育学院篮球运动员。1个月前在训练中扭伤膝关节致右膝关节疼痛、屈曲受限，因膝后方疼痛无法下蹲。经休养1个月后症状稍有缓解并恢复训练，但在训练中再次引发疼痛，遂来医院进行进一步检查和治疗。

关键词　膝关节　运动伤　半月板　解剖功能

提问解答

引导问题：

1.膝关节的解剖及重要结构。

2.常见的膝关节运动损伤有哪些？

3.半月板的解剖和形态特点。

4. 半月板的血供、分区及其与损伤预后的关系。

T1-P2

追问患者受伤经过，患者是在练习下肢肌肉力量的专项训练过程中，于负重条件下练习深蹲时致伤膝关节，引发右膝关节后方疼痛。患者回忆，在平躺休息时或下肢不负重条件下疼痛不明显，但凡负重或下蹲，则疼痛剧烈。

关键词　膝关节　半月板　受伤机制

引导问题：

1. 半月板的生理功能有哪些?

2. 半月板的损伤机制。

3. 常见的半月板撕裂类型。

指导课 2

T2-P1

入院体格检查：患者下肢无畸形，未见红肿，皮温正常，双侧股四头肌周径对称。膝关节活动度：

伸直0°，屈曲120°，极度屈曲时诱发膝关节后方疼痛。半月板旋转试验（＋）、研磨试验（＋）、蹲走试验（＋）；前后抽屉试验（－）、Lachman 试验（－）、轴移试验（－）、侧方应力试验（－）、拨盘试验（－）；髌骨活动度正常，外推恐惧试验（－）。下肢感觉、肌力、反射均正常。

关键词　膝关节　体格检查

提问解答

引导问题：

1. 如何进行膝关节 / 下肢系统性的体格检查?

2. 针对半月板损伤的专项体格检查有哪些?

3. 鉴别体格检查包括哪些内容?

4. 在对患者进行体格检查过程中，需要注意哪些伦理原则?

T2-P2

入院辅助检查：

X 线：未见明显骨折征象。

MRI：右膝外侧半月板后角 3 级损伤，右膝关节腔少量积液。

诊断：右膝关节外侧半月板后角撕裂。

关键词　辅助检查　MRI　诊断 / 鉴别诊断

引导问题：

1. 诊断半月板损伤常用的影像手段。

2. 半月板损伤的 MRI 诊断分级。

3. 根据小赵的 MRI，指出半月板损伤具体部位。

4. 半月板损伤需要进行哪些鉴别诊断？

指导课 3

T3-P1

小赵得知自己半月板损伤后担心以后有可能再也不能打球了，为此他十分烦恼。但是医生告诉他不用担心，可以采用关节镜微创手术方式对破损的半月板进行缝合。

关键词 关节镜 半月板缝合

关节镜微创手术

引导问题：

1. 半月板损伤的治疗原则。

提问解答

2. 关节镜的设备组成。

3. 半月板损伤关节镜治疗的手术方式有哪些?

T3-P2

手术后，小赵在经过连续科学康复后，在术后 6 个月的时候重返训练场，并在术后 8 个月完成了伤后的第一场篮球对抗赛。

关键词　半月板术后康复

引导问题:

1. 半月板损伤术后康复原则。

2. 在运动康复中 NMT 具体指什么?

3. 在运动康复中 NMT 如何具体实施?

4. 如何评判术后的康复及预后效果?

第十九章

小阑尾，大讲究：急性阑尾炎合并弥漫性腹膜炎

导言

急性阑尾炎是生活中十分常见的疾病。通过对本病例，带领同学们一起回顾急腹症中腹部查体诊断学意义；复习昏迷的原因；了解感染性休克的临床表现和诊断及治疗；重点掌握弥漫性腹膜炎患者的临床表现、鉴别诊断、手术治疗原则、术后并发症和术后康复锻炼治疗。

教案简介

患者为中年男性，因为准备儿子的婚礼，出现腹痛症状未及时就医，未接受正规治疗，导致阑尾穿孔并发弥漫性腹膜炎，引起感染性休克才被送入急诊救治。因病情危重，术后送入重症监护室治疗，期间出现并发症，病情出现反复，经过治疗后最终好转出院。

学习目的

（1）了解昏迷的原因及病理基础；

（2）了解腹膜炎的诊断思路；

（3）了解腹穿的相关知识；

（4）了解弥漫性腹膜炎的检查手段；

（5）了解弥漫性腹膜炎的鉴别诊断；

（6）了解感染性休克的诊断和治疗；

（7）了解全麻后气管插管拔管的指征；

（8）了解炎性肠梗阻的相关知识；

（9）了解肠内肠外营养的相关知识。

顺序与进度

指导课 1　引出案例，学习昏迷患者急诊救治过程，以及昏迷的诊断思路及鉴别诊断。

指导课 2　给出患者实验室检查的相关结果，学习相关实验室检查的临床意义，学习腹部疾病的辅助检查手段，学习弥漫性腹膜炎的诊疗思路，了解腹腔穿刺的相关知识，了解急危重症患者的医患沟通；

指导课 3　学习急腹症的剖腹探查指征及术中注意事项，学习腹部手术围手术期患者的相关并发症的诊断及处理原则以及围术期患者的一般治疗。

指导课 1

T1-P1

患者，男，48 岁，因"突发上腹部疼痛 5 h 伴昏迷 30 min"被救护车送入急诊抢救室。患者于凌晨 1 点左右无诱因下突发上腹剧痛，为持续性刀割样疼痛，发病以来腹痛无缓解，感恶心呕吐，多为胃内容物，间断发热 1 周，近 1 周准备儿子婚礼，未及时医院就诊，自行口服消炎药，无明显好转，无返酸、暖气，无腹泻便血。患者家属提供病史，病程中餐后胃胀，有返酸嗳气，无胸骨后灼烧感，无空腹及餐后痛病史。病程中患者无胸闷心慌已无咳嗽、咳痰，无腹泻，无尿频、尿急、尿痛，小便正常，未进食，睡眠较差。患者既往糖尿病病史，自服药，控制欠佳，自诉有心脏病史，否认"肝炎，结核"等传染病史，否认食物药物过敏史，否认输血史。否认传染病家族流行史。否认家族遗传病史，否认家庭精神病史。

关键词　昏迷　腹痛腹胀　糖尿病

提问解答

引导问题：

1. 患者送入急诊，你作为接诊医生，首先需要怎么做？

2. 接诊这类昏迷患者，你在病史采集及查体时需要尤其注意哪些方面？

T1-P2

急诊医生体格检查后发现：患者昏迷无法应答，双侧瞳孔等大等圆，直径 4 mm，对光反射灵敏，辐辏反射存在。血压：80/55 mmHg，水肿（−），全身皮疹（−），咽红，扁桃体表面充血，无脓性分泌物，颈部未及肿大淋巴结，两肺呼吸音粗，无啰音，心音有力，心律齐，无杂音。板状腹，压痛无法主诉。四肢关节无肿胀，神经系统体检（−）。

关键词　板状腹　腹膜炎　休克

引导问题：

1. 该患者目前初步诊断是什么？你作为首诊医生，为了明确诊断，需要进一步做哪些检查？

2. 对于这种急腹症的患者你觉得在病史询问、体格检查时需要尤其注意哪些部分？

指导课 2

T2-P1

急诊医生开出实验室检查项目，结果如下：

（1）血常规：WBC 17×10^9/L，N 90.90%，RBC 3.43×10^{12}/L，血小板计数 124×10^9/L，Hb 101 g/L。

（2）CRP 273 mg/L。白蛋白 25.6 g/L，钾 4.94 mmol/L，钠 128.4 mmol/L，氯 105.1 mmol/L，葡萄糖 17.21 mmol/L。BNP 767，肾功能：BUN 8.2 mmol/L（1.7 ~ 8.3 mmol/L），SCr52 μmol/L（48 ~ 110 μmol/L）。

（3）血气分析：乳酸 4 mol/L，pH 7.22，二氧化碳分压 26 mmHg，氧分压 55 mmHg，实际碱剩余 –13 mmol/L，标准碱剩余 –11 mmol/L。

（4）头、胸、腹 CT 示：头颅 CT 未见明显异常，膈下游离气体，双侧胸腔积液，腹盆腔积液。

头胸腹 CT

关键词　感染性休克　诊断及鉴别诊断

引导问题：

1. 根据已出的检查结果，给出你的诊断，并给出诊断依据。

提问解答

2. 感染性休克的诊断。

3. 你觉得该患者可以进行腹腔穿刺吗?

T2-P2

请胃肠外科会诊医生会诊,考虑弥漫性腹膜炎,建议急诊手术。家属认为病因不明,询问为何直接手术。

关键词 医患沟通 手术指征

引导问题:

1. 在该患者家属考虑商量期间,你需要做什么?

2. 作为手术医生,你需要告知患者手术方案,患者家属提出,你需要如何进行医患沟通?

指导课 3

T3-P1

与患者家属沟通后,行急诊手术。术中探查见:盆腹腔脓液约 1500mL,大网膜与右下腹以及小肠形成比较致密粘连,末端回肠以及回盲部粘连于右侧髂窝,小肠以及回盲部肠壁水肿,增厚,以末端回肠为著,未见明显占位性病变。钝性游离大网膜以及末端回肠,见阑尾粘连于后腹膜,约 8cm×0.8cm,全层坏疽变黑,根部变形,阑尾腔内见粪石一枚,直径约 0.8 cm。右髂窝充血水肿,渗出明显。3000mL 热生理盐水冲洗腹腔。于右髂窝置入双套引流管一根,经右下腹壁戳孔引出,盆腔以及脾窝分别置硅球引流管一根,分别从右下腹以及右中腹引出体外。逐层关腹。术后患者生命体征不平稳,转入重症监护室。

关键词 手术 阑尾穿孔 盆腹腔积液 术后沟通

引导问题：

全麻术后气管插管拔管的评估及指征有哪些？

提问解答

T3-P2

　　患者转入 ICU 进一步诊治。予心电血压监护，呼吸机辅助呼吸，抗感染，补液扩容抗休克，输血纠正贫血，补充凝血因子，输白蛋白纠正低蛋白血症，抑酸预防应激性溃疡，维持水、电解质平衡，控制血压及血糖，营养等对症支持治疗，后患者感染得到控制，血管活性药物撤离，顺利脱呼吸机，并拔除气管插管，病情逐步稳定，于术后第七天转入胃肠外科。

　　目前患者间断有发热 38 ～ 40°，血培养 5 天未见细菌生长，痰培养示鲍曼不动杆菌（多重耐药），伴咳嗽、咳痰，多为黄脓痰，偶有腹胀，无明显腹痛，无排气排便，胃肠减压每日引流 500 ～ 700mL，复查胸腹部 CT：阑尾术后，双侧胸腔积液伴肺不张，双肺感染，腹腔内脂肪间隙模糊，大胆囊，肠壁水肿，局部肠管扩张。术后 11 天和术后 20 天两次进行复查。

胸腹部 CT 复查结果

关键词　治疗　术后并发症

引导问题：

1. 手术后肺部感染的原因。

2. 患者出现的症状，考虑什么原因，以及治疗方案如何？

3. 胃肠道手术的患者出院后的康复，需要注意哪些事项？

第二十章

被堵死的"肾"命：双侧输尿管结石伴急性肾衰竭

导言

现今，泌尿系结石已成为我们生活中十分常见的疾病，本次课程拟通过诸先生的经历，带领同学一起回顾泌尿系结石的成分分类以及病因；复习肾、输尿管、膀胱等泌尿系统的解剖知识；重温尿液生成机制以及肾衰竭的病理生理机制；重点掌握上尿路结石的临床表现、诊断和鉴别诊断、手术治疗原则、术后并发症；重新认识问诊及病历规范书写的重要性；探讨常见慢性疾病的预防、健康宣教和我国的分级诊疗体制。

教案简介

诸先生是一位公司精英，常常废寝忘食、夜以继日的伏案工作。一天晚上，诸先生突然感到腰部疼痛，辗转反侧难以入睡，第二天请了一上午假，午饭也吃不下，但还是坚持来到公司。到公司后腰部疼痛加剧，疼得跪在地上起不来，于是同事们直接将他送去了附近的医院。经过腹部CT等检查，医生考虑诸先生是由于双侧输尿管结石引起急性肾衰竭，于是转到上级医院急诊，局麻下给诸先生放了双侧输尿管支架。虽然术后复查KUB提示双侧输尿管支架在位，但术后第一天诸先生的尿量仍然很少，肌酐持续升高。追问病史，诸先生一年前手术一侧输尿管镜手术失败，但查询一年前两次住院病历手术记录中左右描述不符。复查CT发现输尿管支架管并未置入肾脏，而是穿出输尿管。因此，第二天医院为诸先生重新安排了全麻下输尿管支架植入术，术后诸先生尿量及肌酐逐步正常，并在1个月后进行了输尿管软镜钬激光碎石术。术后叮嘱诸先生一定要多喝水，适当运动，并且注意复查B超和肾功能。

学习目的

（1）了解泌尿系统解剖；

（2）了解尿液的形成机制，成人正常尿量以及少尿、无尿的定义；

（3）了解泌尿系结石的成分分类及特点；

（4）了解急腹症的问诊要点以及鉴别诊断；

（5）了解肾衰竭的分类及病理生理机制；

（6）了解肾功能不全的分级；

（7）了解输尿管结石的好发部位；

（8）了解上尿路结石的临床表现、诊断、鉴别诊断及治疗原则；

（9）了解体外振波碎石的适应证及禁忌证；

（10）了解常见局部麻醉药品与全身麻醉药品的分类及作用机制；

（11）了解手术记录书写要点；

（12）了解泌尿系结石健康宣教；

（13）了解我国三级诊疗制度探讨；

（14）课程思政：我国泌尿外科领域的标杆人物。

顺序与进度

指导课 1　以诸先生这样一个典型的职场精英，引出当代人结石的常见诱因；从生理学角度回顾尿液的生成机制；从病理生理学角度复习肾功能不全的分类以及分级；从诊断学角度重新认识急腹症的鉴别诊断；从急诊医学角度探讨接诊急腹症患者的问诊要点、检查重点以及处理方式。

指导课 2　根据诸先生在急诊的检查，引出急性肾衰竭的分级与诊断标准；根据腹部 CT 介绍泌尿系解剖，及上尿路结石的好发部位；随后重点介绍上尿路结石的临床表现、诊断、鉴别诊断、治疗方案以及 ESWL 的治疗禁忌证。在此基础上，推出该病例中的难点：双侧上尿路结石的治疗原则。

指导课 3　诸先生急诊局麻下输尿管支架置入，引导学生思考术后注意事项。根据术后的 KUB、血生化复查结果，以及术后的尿量变化情况，引导学生思考手术失败的可能性，探讨解决方案，并学习如何进行良好的医患沟通。最后引导学生思考诸先生出院后需要注意的问题，初步探讨结石一级预防和疾病科普和健康宣教的重要性，并分析我国目前分级诊疗的重要性。

指导课 1

T1-P1

诸先生是一位公司精英，单身，常常废寝忘食、夜以继日地工作，有时候一口水都喝不上，但下班了就放飞自我，炸鸡、撸串、涮火锅都是他的最爱。一天凌晨 1：00，诸先生突然从梦中痛醒，辗转反侧难以入睡，干呕，水也喝不进，于是请了一上午假。到了中午 12：00 还是觉得疼，饭也吃不下，但还是坚持来到公司。毫不意外没有能坚持到下班，没多久就疼得跪在地上起不来。15：00，同事们实在看不下去了，直接将他送去了附近的医院急诊。

关键词　饮食作息不规律　持续疼痛

引导问题：

1.引起急腹症的病因有哪些？

提问解答

2. 腹痛的发生机制是什么？

3. 急腹症的病因及其代表性疾病分别有哪些？

T1-P2

下午 16：00，附近医院医生接诊后，发现：患者生长发育良好，身高 164 cm，体重 96 kg，痛苦面容，神志清，呼吸稍急促，应答切题，血压：134/65 mmHg，水肿（－），两肺呼吸音清，无啰音，心音有力，心律齐，无杂音。腹部软，无压痛，肝脾肋下未及，右肾区叩击痛（－），左肾区叩痛（＋）。四肢关节无肿胀，神经系统体检（－）。

关键词　急诊　首诊　问诊

引导问题：

1. 作为急诊的首诊医生，如何对患者进行诊断？

2. 尿液形成的机制是什么？

指导课 2

T2-P1

下午 17：00，诸先生做完所有检查回到诊室，CT 结果提示：双肾结石、左侧输尿管结石，左肾积水。血肌酐 834 μmol/L，当地医院让他赶紧到上级医院治疗。19：00，诸先生到上级医院急诊，急诊科医生看到检查结果，迅速安排泌尿外科医生来会诊。

关键词　CT 结果　泌尿系统结石　肾积水　血肌酐结果

引导问题：

提问解答

1. 肾功能不全的分期标准是什么？

2. 急性肾衰竭的主要病理生理机制是什么？有哪几种类型？

3. 泌尿系结石的分类有哪些？

4. 泌尿系结石的好发部位有哪些？

5. 上尿路结石的临床表现有哪些？如何进行诊断？

6. 血尿的分类及病因有哪些？

7. 如何对结石患者进行诊断？

T2-P2

下午 19：05，泌尿外科熊医生到急诊外科诊室进行会诊，根据患者的病情，考虑患者现在存在急性肾功能不全，需要急诊手术。诸先生十分淡定，感觉早就知道了这个结果。询问病史，他去年就因为双侧输尿管结石引起急性肾功能不全住院治疗过，但是治疗之后一年多都没有复查。

关键词　急诊手术　急性肾功能不全　双侧输尿管结石

引导问题：

1. 泌尿系结石患者如何选择治疗方案？

2. 体外振波碎石的适应证、禁忌证及术后并发症有哪些？

3. 双侧上尿路结石的手术治疗原则是什么？

4. 讨论该患者属于何型的双侧上尿路梗阻，若接诊该患者，应如何处理？如果条件受限，应如何处理？

指导课 3

T3-P1

晚上 21：00，患者进入手术室，在丁卡因局部浸润麻醉下，行膀胱镜下 D-J 管置入术。术后复查 KUB 提示双侧 D-J 管在位，予抗炎、补液对症支持治疗。术后 12 h 患者尿量 200 mL，复查血肌酐：1034 μmol/L。熊医生想起手术当中，导丝进入两边输尿管约 15 cm 的时候，明显感觉到了阻力，但是用力捅过去了。又想起诸先生之前在医院做过支架置入手术，于是回去翻阅了之前的手术记录。结果发现，第一次手术时，记录里写着左边支架放置失败；第二次手术时，写着右侧输尿管软镜进镜失败，左侧输尿软镜上镜顺利。

检测结果

关键词　局麻药　少尿　肌酐升高　膀胱镜下 D-J 管置入术　置管失败

提问解答

引导问题：

1. 局麻药的药理作用、临床应用是什么？常用局麻药的特点是什么？

2. 成人正常尿量是多少？少尿、无尿及多尿的定义是什么？

3. 诸先生术后复查 KUB 提示 D-J 管在位，但仍然少尿、肌酐升高的原因是什么？应做什么检查？

4. 现考虑诸先生 D-J 管未置入肾脏，应如何与患者沟通，如何进一步处理？

T3-P2

第二天在全麻下重新调整输尿管支架位置后，复查 KUB 提示输尿管 D-J 管在位，患者 24 h 尿量 4200 mL，肌酐下降至 274 μmol/L。一个月后予输尿管软镜钬激光碎石术，手术顺利。出院时，诸先生向熊医生表示感谢，熊医生非常高兴地握住他的手说："以后可别来了。"

全麻下 D-J 管植入
术后复查

关键词　重新调整输尿管支架　多尿　术后宣教

引导问题：

1. 患者调整输尿管支架后应注意什么？

2. 患者结石术后应注意哪些问题？

3. 一侧肾积水可以默认病灶在同侧吗？请举例对侧患病导致的肾积水，并了解我国泌尿外科界的标杆人物：吴阶平院士。

第二十一章

小毛病引出大问题，"三顾茅庐"解心结：前列腺增生和前列腺癌

导言

　　前列腺增生和前列腺癌是老年男性常见疾病。通过老王的案例，带领同学们一起熟悉前列腺这一男性特有器官的解剖结构和作用机制；掌握前列腺增生的病因、病理、临床表现和诊断，以及药物和手术治疗的指征、方案；学会辨别前列腺癌与前列腺增生的差异；掌握前列腺癌的分级分期；了解前列腺癌的诊断和治疗方案，以及手术后的内分泌治疗。并且从这一病例探讨现代老年人慢性疾病的预防和肿瘤筛查的必要性。

教案简介

　　患者老王，男，75岁。日常有进行性排尿困难3年余。排尿时常有尿流中断，改变姿势又能恢复排尿。这次因不能自行排尿10 h至急诊外科就诊，泌尿外科医生予以保留导尿治疗。第一次住院完善检查发现前列腺特异抗原指标偏高，医生告知随访观察。1个月后前列腺特异抗原复查指标仍然偏高，第二次住院做前列腺穿刺活检，结果提示前列腺腺癌。在完善各项术前检查后，老王第三次住院做前列腺癌根治性手术，解决了前列腺肿瘤的问题。老王经过三次住院，了解到前列腺疾病的知识，并按照医生的吩咐日常随访，恢复情况很好。

学习目的

　　（1）了解尿路梗阻的病因；

　　（2）了解前列腺增生的病因、病理、临床表现和诊断；

　　（3）了解前列腺增生的药物和手术治疗的指征、方案；

　　（4）了解下尿路结石的临床表现、诊断和治疗；

　　（5）了解前列腺癌的病因和临床表现；

　　（6）了解前列腺癌的诊断和病理分期；

　　（7）了解前列腺癌的治疗方案；

　　（8）了解前列腺癌术后的随访和内分泌治疗；

　　（9）了解老年人慢性疾病的预防和肿瘤筛查。

顺序与进度

指导课 1　通过老王急性尿潴留这个案例，学习前列腺的解剖学构造，前列腺增生的病因、病理、临床表现、诊断和治疗。

指导课 2　通过前列腺特异抗原的实验室检查结果，学习前列腺癌的病因、临床表现、诊断，以及病理的分级分期。

指导课 3　学习前列腺癌的治疗方案，了解前列腺癌术后内分泌治疗的特点。从本病例探讨现代老年人慢性疾病的预防和肿瘤筛查的必要性。

指导课 1

T1-P1

患者老王，男性，75 岁。因不能自行排尿 10 h 至急诊外科就诊。患者日常有进行性排尿困难 3 年余。排尿时常有尿流中断，改变姿势又能恢复排尿。经常伴有尿后滴沥，不能控制排尿，伴有尿失禁，日常夜尿次数 3 ~ 5 次。查体：一般情况良好，下腹部膨隆，浊音界位于脐下 2 指。检查：尿常规红、白细胞满视野；血生化肌酐 156 μmol/L；B 超：膀胱充盈，残余尿 500 mL，膀胱内可见多个 2 ~ 3 cm 强回声光团。

关键词　老年男性　不能排尿　膀胱内强回声光团

提问解答

引导问题：

1. 尿路梗阻的病因和病理生理。

2. 什么是尿潴留，如何治疗？

3. 膀胱结石的临床表现和治疗。

T1-P2

急诊医生请泌尿外科医生会诊，泌尿外科医生对症处理，予以行导尿置管，保留导尿治疗。导尿后引出大量尿液，患者疼痛明显缓解，办理住院至泌尿外科后续治疗。住院后进一步完善检查，结果如下：血生化肌酐 86 μmol/L；血清总前列腺特异抗原（PSA）PSA 36 ng/mL，游离 PSA/总 PSA 0.08；前列腺 B 超提示前列腺 II 度增大，质地韧，中央沟消失，前列腺回声不均，外周带有数枚结节；腹部平片（KUB）提示膀胱结石。尿流率 8.6 mL/S。

关键词　前列腺增生　前列腺特异抗原

引导问题：

1. 前列腺增生的病因、病理、临床表现和诊断。

2. 如何治疗前列腺增生？前列腺增生的药物和手术治疗方案有什么？

3. 什么是前列腺特异抗原（PSA），有何临床意义？

指导课 2

T2-P1

泌尿外科医生行经尿道膀胱碎石手术，并予以对症治疗，拔除导尿管后患者自行排尿通畅，患者满意出院。但是告诉患者，前列腺肿瘤特异抗原 PSA 指标高，需要复查。1 个月后复查血清总 PSA 26 ng/mL，游离 PSA/总 PSA 0.12，再次入院。检查前列腺磁共振波谱成像（MRS）提示胆碱＋肌酸/枸橼酸比值增大。行前列腺穿刺活检。

关键词　前列腺癌　前列腺磁共振波谱成像　前列腺穿刺活检

引导问题：

1. 前列腺癌的病因，病理分级分期和临床表现。

提问解答

2. 如何诊断前列腺癌？

3. 磁共振在诊断前列腺癌中起到哪些作用？

T2-P2

老王的前列腺穿刺活检病理提示前列腺腺癌，Gleason 评分 3+3=6 分。进一步检查全身骨扫描提示全身骨未见明显异常活动。腹部增强 CT 提示前列腺增生，有回声结节。告知老王病情，并和家属沟通，做好手术准备，等待手术。

关键词 前列腺腺癌 骨扫描

引导问题：

1. 前列腺癌病理分级与病情是什么关系？

2. 为什么前列腺癌确诊后要做全身骨扫描？

指导课3

T3-P1

老王按照医生吩咐，在家3个月积极做好术前准备治疗，各方面条件完善后第三次住院。在完善术前检查、和医生积极沟通以后，开展了最新的微创手术——机器人腹腔镜前列腺根治性切除术，术后3天就恢复出院了。

关键词　前列腺癌手术治疗　机器人

引导问题：

1. 前列腺癌的治疗方式和选择。

提问解答

2. 机器人手术的介绍和发展历程。

T3-P2

老王按照医生的吩咐，每个月到门诊进行术后随访，检测前列腺特异抗原指标，前列腺特异抗原指标下降，没有升高。手术以后老王生活质量没有影响。老王感叹：本来以为尿不出来是个小毛病，结果住了三次医院，最后解决了大问题。感谢医生的帮助。

关键词　前列腺癌复发

引导问题：

1. 前列腺癌术后随访要注意什么？

2. 前列腺增生与前列腺癌如何区别？

T3-P3

老王按照要求进行肿瘤手术术后的随访，术后半年每个月在门诊抽血化验前列腺特异抗原，半年以后每3个月抽血化验，一年后复查肿瘤指标无异常，骨扫描提示无异常转移灶。老王感慨，很多小毛病一定要注意及时就诊，老年人要多做体检，做好慢病管理和肿瘤筛查，才能更加健康。

关键词　随访　慢病管理　肿瘤筛查

引导问题：

1. 手术患者为什么要术后随访，有何重要性？

2. 如何有效进行慢病管理，肿瘤筛查的重要性？

3. 国民健康规划中对慢病管理的发展计划。

第二十二章

小美的幽谷之路：乳腺癌

导言

乳腺癌是女性常见的恶性肿瘤之一，发病率位居女性恶性肿瘤的首位，严重危害妇女的身心健康。目前，通过采用综合治疗手段，乳腺癌已成为疗效最佳的实体肿瘤之一。通过小美这个病例，带领同学们一起回顾乳腺生理病理变化，学习乳腺癌的筛查、临床表现，鉴别诊断；学习乳腺的体检和辅助检查，初步解读乳腺辅助检查结果；了解体表肿块的穿刺活检，乳腺癌手术方式、化疗方案、放疗指征，内分泌治疗和靶向治疗人群，学习实体瘤疗效判断。此外，对于目前社会"谈癌色变"的现象，探讨医务人员如何进行科普宣教。

教案简介

小美是位中年女性，平日里乳房会伴随月经周期出现胀痛不适，全因工作压力导致疼痛加剧。近期扪及左乳肿块，遂到门诊就诊，医生开具B超和钼靶检查后行左乳肿块穿刺活检，确诊乳腺癌。住院手术治疗，术后化疗、内分泌治疗；后出现骨转移，强化内分泌治疗。

学习目的

（1）了解乳腺及腋窝的解剖学结构及组织学结构；
（2）了解乳腺结节的鉴别；
（3）了解乳腺癌的临床表现；
（4）了解乳腺疾病的辅助检查手段；
（5）了解乳腺癌的分类和分型；
（6）了解乳腺癌的治疗方法；
（7）了解乳腺健康科普。

顺序与进度

指导课1　引出乳腺癌的案例，了解乳腺的解剖，了解乳腺周期性疼痛的原因，学习乳腺的常见疾病；学习乳腺癌的临床表现，学习乳腺结节的鉴别诊断，了解乳腺癌的危险因素。

指导课2　给出患者检查结果，了解乳腺及腋窝的体格检查，学习乳腺疾病的辅助检查手段，学习乳腺结节的良恶性影像征象；给出患者病理结果，了解乳房肿块的相关知识；学习乳腺癌的分类；

了解乳腺癌的分子分型。

指导课 3　给出患者治疗经过，学习乳腺癌的手术方式、化疗方案、放疗、内分泌治疗、靶向治疗、了解乳腺癌疗效判断；乳腺健康科普。

指导课 1

T1-P1

　　患者小美，女，48 岁，双乳伴随月经周期性疼痛，月经前加重，月经结束疼痛好转。近期工作压力大，自觉双乳疼痛加重，针刺样感觉，口服药物无明显缓解；到医院乳腺外科门诊就诊。门诊医生查体，未发现明显肿块；双乳 B 超和钼靶提示良性病变可能；告知患者，无需特殊处理，定期复查。

关键词　乳腺疼痛　周期性疼痛　压力性

提问解答

引导问题：

1. 女性乳房结构。

2. 女性乳腺为什么会周期性疼痛？

3. 女性乳房会出现什么问题？

T1-P2

　　2 年后小美 50 岁，未绝经，洗澡时无意中发现左乳硬块 1 枚，肿块无明显疼痛，"鸽子蛋"大小，不易推动；局部皮肤无红肿；乳头没有明显凹陷，未见明显溢液。再次到医院乳腺外科门诊就诊。

关键词　无痛单发乳房硬块

引导问题：

1. 怎么知道是不是得了乳腺癌呢？

2. 怎么鉴别乳房结节的良恶性？

3. 哪些人是乳腺癌的高危人群？

指导课 2

T2-P1

门诊医生行专科体检：患者双乳发育良好，两侧无明显不对称，无局限性隆起或凹陷，皮肤无红肿，无"橘皮样"；双侧乳头无明显溢液，无"湿疹样"改变；左乳外上象限扪及肿块 1 枚，质地硬，边界不清，活动度差，大小约 3cm×2cm；右侧乳房未扪及明显肿块；双侧腋窝、锁骨区未扪及明显肿大淋巴结。

开具 B 超检查单，结果回报：左乳肿块，BI-RADS 5 类，建议活检穿刺；右乳未见明显肿块，双侧腋下和锁骨上下探查未见明显肿大淋巴结。

开具钼靶检查单，结果回报：左乳腺体组织内结节密度影，肿块内见簇状钙化，BI-RADS 4C 类。

行左乳肿块穿刺活检术，病理回报：左乳浸润性癌。

关键词 B超 钼靶 穿刺 BI-RADS 分级

引导问题：

1. 乳腺查体的内容有哪些？

提问解答

2. 乳腺能做哪些检查？

3. 如何从乳腺检查报告上判断乳腺结节的良恶性？

T2-P2

门诊医生在门诊局部麻醉下行左乳肿块穿刺活检术，经过顺利，患者无明显不适；穿刺处压迫止血 5 min，然后加压包扎；穿刺组织 6 条送检病理。

5 天后常规病理结果回报：左乳浸润性导管癌，Ki-67 15%，ER（90%+++），PR（90%+++），HER2（1+）。

关键词　穿刺活检　病理检查　浸润性导管癌

引导问题：

1. 如何进行乳房肿块穿刺活检？

2. 乳腺癌分哪几类？

3. 乳腺癌如何进行分子分型？

指导课 3

T3-P1

门诊医生开具住院证，收治小美至乳腺外科病房，拟手术治疗。

入院后积极术前准备，排除手术禁忌，择期在全身麻醉下行左腋下前哨淋巴结活检术，术中快速冰冻切片未见宏转移；遂进一步行左乳单纯切除术。手术顺利，术后恢复可。

1 周后手术病理结果回报：左乳浸润性导管癌，大小约 2.3 cm×1.9 cm，组织学分级 3 级，无淋巴管血管侵犯；前哨淋巴结未见转移（0/4）；免疫组化：Ki-67 20%，ER（95%+++），PR（90%+++），HER2（2+）。FISH 检测 HER2 基因无扩增。

关键词　乳腺癌手术　前哨淋巴结活检　FISH 检测

提问解答

引导问题：

1. 乳腺癌手术如何进行？

2. 乳腺癌化疗有哪些方式？

3. 乳腺癌是否需要放疗？

T3-P2

术后小美完成 TC 方案化疗 4 个疗程；化疗结束后口服三苯氧胺内分泌治疗，定期复查。

2 年后就诊我院门诊进行复查，血常规、肝功能、生化、肿瘤指标、B 超和对侧钼靶检查均未见明显异常；全身骨扫描提示腰椎多发转移可能；CT 平扫示腰椎多处骨质破坏，骨转移可能性大。

患者否认外伤史，拒绝骨穿明确诊断；门诊医生跟患者及其家属沟通潜在风险，予强化内分泌治疗；嘱患者及其家属，遵医嘱用药，定期复查。

关键词　复发转移　内分泌治疗　靶向治疗　疗效判断

引导问题：

1. 哪些患者需要进行内分泌治疗？

2. 乳腺癌靶向治疗当前现状是什么？

3. 如何判断乳腺癌疗效？

4. 如何进行乳腺健康科普？

第二十三章

懒癌的进展之路：甲状腺癌

导言

近年来，全球范围内甲状腺癌的发病率增长迅速。在中国，甲状腺癌已成为最常见的恶性肿瘤之一。虽然甲状腺癌恶性程度低，预后好，有"懒癌"之称，但若不及时处理，也会对生活质量、疾病预后产生影响。通过张某这个病例的学习，带领同学一起学习甲状腺结节及甲状腺癌的诊断及处理原则；复习甲状腺解剖知识；了解几种常见的颈部肿块和鉴别诊断；重点掌握甲状腺癌的临床表现、鉴别诊断、手术治疗原则、术后并发症等。

教案简介

张某，男，58岁，退休工人，1个月前出现声音嘶哑，无怕热多汗，无心慌、手抖，无头痛、头晕，当时自认为"感冒"咳嗽所致，未予以重视，后声音嘶哑逐渐加重，才到医院进一步诊治。查电子喉镜提示声带麻痹，甲状腺B超提示甲状腺结节。ACRTI-RADS 5类，入住甲状腺外科病房，行甲状腺穿刺活检病理及基因结果：可疑甲状腺乳头状癌，*BRAF V600E*基因突变。通过患者的症状、体征，结合辅助检查，医生明确了诊断，考虑"甲状腺癌"，给予以手术治疗，术后予以口服"左甲状腺素"替代及抑制治疗，定期到甲状腺外科门诊随访，控制及调整甲状腺功能。

学习目的

（1）甲状腺的解剖学及生理功能；
（2）甲状腺癌的病理类型及各型特点；
（3）甲状腺癌的临床表现、诊断、分期及治疗；
（4）甲状腺结节的诊断及处理原则；
（5）颈部肿块的疾病种类以及如何检查并作出诊断；
（6）甲状腺术后并发症及处理；
（7）了解几种常见的颈部肿块；
（8）了解B超下甲状腺结节的分类及意义。

顺序与进度

指导课1　引出甲状腺癌的案例，学习甲状腺的解剖学构造、生理功能，学习颈部淋巴结分区。

指导课 2　根据患者实验室检查的相关结果，学习甲状腺功能、降钙素、癌胚抗原检查在甲状腺疾病鉴别诊断中的重要意义，学习甲状腺疾病的辅助检查手段，了解甲状腺 B 超分类的相关知识。

指导课 3　学习甲状腺癌的病理分类、病理特点、临床表现、诊断、鉴别诊断及治疗；最后通过张某出院后所面临的问题，初步探讨甲状腺结节及甲状腺癌科普和健康随访宣教的重要性，以及从康复治疗角度分析我国目前三级诊疗的必要性和可行性。

指导课 1

T1-P1

张某，男，58 岁，于 1 个月前在无明显诱因的情况下出现声音嘶哑，无怕热多汗，无心慌、手抖，无头痛、头晕，当时自认为"感冒"咳嗽所致，未予以重视，后声音嘶哑逐渐加重，当地医院查 B 超提示甲状腺结节，才到医院进一步诊治。病程中，患者神志清，精神可，饮食、睡眠可，二便正常，体重无明显减轻。

关键词　嘶哑　甲状腺结节

提问解答

引导问题：

1. 导致声音嘶哑的原因有哪些？

2. 甲状腺结节的诊断和处理原则。

3. 甲状腺结节手术指征。

T1-P2

门诊洪医生检查后发现：患者生长发育良好，神志清，精神佳，呼吸平稳，应答切题，血压 127/80 mmHg，水肿（−），全身皮疹（−），颈软，气管居中，左颈部可及一肿块，约 2.5 cm，质硬，边界欠清，无压痛，无波动感，随吞咽上下移动，左颈部可触及肿大淋巴结，两肺呼吸音清，无啰音，心音有力，心律齐，无杂音。腹部平软，无压痛，肝脾肋下未及，肾区叩击痛（−）。四肢关节无肿胀，神经系统体检（−）。

关键词　颈部肿块　颈部淋巴结

引导问题：

1. 颈部肿块的鉴别诊断及几种常见的颈部肿块有哪些？如何鉴别颈部肿块来源于甲状腺？

2. 甲状腺的解剖学结构及颈部淋巴结分区是怎样的？

3. 甲状腺的生理功能有哪些？

指导课2

T2-P1

洪医生开出实验室检查项目，结果如下：
（1）血常规、血沉、C反应蛋白正常。
（2）甲状腺功能、降钙素、癌胚抗原正常。
（3）电子喉镜：左侧声带麻痹，右侧声带活动正常。
（4）甲状腺B超：甲状腺左侧叶结节，大小 2.8 cm×1.5 cm，结构实性，内部为低回声，垂直位，纵横比 >1，边缘不规则，内可见点状强回声。ACRTI-RADS 5 类。

关键词　降钙素　癌胚抗原　甲状腺B超分类

引导问题：

1. 降钙素、癌胚抗原检测意义？

提问解答

2. 甲状腺结节 B 超描述内容。

T2-P2

洪医生追问既往史及家族史，患者没有"高血压病、糖尿病"病史，但家族中爷爷及兄弟有"甲状腺癌"病史，均予以手术治疗。

关键词　甲状腺癌

引导问题：

1. 甲状腺癌的病理分类有哪些？各病理分类有哪些特点？

2. 甲状腺癌的临床表现。

3. 甲状腺癌的诊断。

4. 甲状腺癌的肿瘤分期。

指导课 3

T3-P1

外科刘医生建议患者住院进一步检查，患者对自身健康状况不重视，认为医生小题大做，以工作忙碌请不到假为由拒绝住院。后患者声音嘶哑逐渐加重，再次至门诊就诊，收住入院行进一步检查，以明确诊断，医生建议患者实施 B 超引导下甲状腺穿刺活检。患者害怕并发症发生，拒绝甲状腺穿刺，但对病情焦虑不已，心理负担重，医生与患者及家属再次沟通，告知甲状腺穿刺活检对诊断及后期治疗有重大意义，而穿刺并发症发生概率相对较低，经慎重考虑后，患者及家属均同意行该检查。甲状腺穿刺活检病理及基因结果：可疑甲状腺乳头状癌，*BRAF V600E* 基因突变。

关键词　穿刺　基因突变

提问解答

引导问题：

1. 甲状腺穿刺术注意事项及相关并发症有哪些？

2. 基因诊断在甲状腺癌诊断中的作用。

T3-P2

通过患者的症状、体征，结合辅助检查，医生明确了诊断，考虑"甲状腺癌"，经过详细的术前谈话，给予以手术治疗，术后予以口服"左甲状腺素"替代及抑制治疗，定期到甲状腺外科门诊随访，控制及调整甲状腺功能。

关键词　甲状腺癌治疗　术前谈话

引导问题：

1. 术前谈话的目的及内容有哪些？

2. 甲状腺癌的治疗方法有哪些？

3. 甲状腺术后并发症及处理。

第二十四章

沉默的羔羊：卵巢癌

 导言

　　卵巢癌是严重威胁妇女健康的恶性肿瘤之一，发病率在女性生殖系统恶性肿瘤中位居第 3 位，病死率居妇科恶性肿瘤之首。卵巢癌发病隐匿，因目前尚缺乏有效的筛查及早期诊断措施，绝大多数患者在确诊时已存在局部或远处播散，5 年生存率约为 46%。通过王某这个病例，带领同学们一起回顾正常睡眠节律及其影响因素，上呼吸道感染的病因及临床表现，心肌炎的病因及诊治，胸痛的病因、胸痛中心相关知识，心肌酶谱、心肌标志物的意义，急性心肌梗死的心电图表现，胸腔积液的病因，渗出液、漏出液的鉴别诊断，胸腔闭式引流的适应证及操作步骤，肿瘤指标意义，女性生殖道腺癌的分类，腹膜癌的诊治，PET-CT 的临床应用，最终掌握卵巢癌的分期及晚期卵巢癌的治疗。

教案简介

　　王某，45 岁，是一名电商"女强人"。近 1 个月常咳嗽，她以为是普通感冒没有重视，"双 11"那天突发胸闷、气喘，送急诊室就诊，查全胸片：右侧胸腔积液伴肺不张。入住胸外科行胸腔闭式引流，胸腔积液细胞学检查：见恶性肿瘤细胞，符合腺癌，首先考虑来源于女性生殖道或腹膜来源。后经过 PET-CT、肿瘤指标等检查，最终确诊为晚期卵巢癌。卵巢癌号称是"沉默的羔羊"，但是这只羊并不温柔，它是沉默的杀手。

学习目的

　　（1）了解正常睡眠节律及其影响因素；

　　（2）了解上呼吸道感染的病因及临床表现；

　　（3）了解心肌炎的病因及诊治；

　　（4）了解胸痛的病因、胸痛中心相关知识；

　　（5）了解心肌酶谱、心肌标志物的意义，急性心肌梗死的心电图表现；

　　（6）了解胸腔积液的病因；渗出液、漏出液的鉴别诊断；

　　（7）了解胸腔闭式引流的适应证及操作步骤；

　　（8）了解肿瘤指标 CA125、CA153、HE4、ROMA、细胞角质蛋白 19 片段的意义；

　　（9）了解女性生殖道腺癌的分类；

　　（10）了解 PET-CT 的临床应用；

　　（11）了解卵巢癌的分期及晚期卵巢癌的治疗。

顺序与进度

指导课 1　引出王某的案例，提出相关症状，了解睡眠节律、上呼吸道感染、心肌炎。

指导课 2　引出王某的检查及治疗的经过，了解气喘、乏力的病因，了解胸痛、心肌梗死的诊治。

指导课 3　引出王某治疗过程发现血性胸腔积液、肿瘤指标及 PET-CT 异常，了解胸腔积液病因、胸腔闭式引流的操作、女性生殖道腺癌的分类及 PET-CT 的临床应用、卵巢癌诊治。

指导课 1

T1-P1

王某，女，45 岁，大学毕业后一直从事服装行业，经过十多年的努力，终于有了自己的服装公司，并且在电商上开了网店，生意做得非常红火。虽然时常出差，加班熬夜，不过事业有成，家庭和睦，是大家眼里的"女强人"。

但是她最近 1 个月来常咳嗽，睡眠也不好。王某觉得是工作压力大，而且入秋以来天气转凉，可能是有点感冒了。丈夫劝她去看病，她说吃点感冒冲剂就好了，马上要"双 11"了，公司要积极"备战"，没空去医院。

关键词　中年女性　咳嗽　失眠　上呼吸道感染

提问解答

引导问题：

1. 哪些疾病会导致咳嗽、咳痰？

2. 正常的睡眠节律是怎样的？哪些原因可能导致失眠？

3. 上呼吸道感染的病因、临床表现。

T1-P2

王某去药房买了感冒冲剂和咳嗽药,吃了一个星期,咳嗽反而加重了,胸口还有闷闷的感觉,呼吸有点困难。王某妈妈听说了这个情况,非常担心,劝说一定要去医院,感冒不好好治也会拖成大病的,说电视上有报道过年轻小伙子感冒不治拖成心肌炎差点送命的。

王某去了就近的社区医院,把情况告诉了医生,医生询问了她以前的健康状况和体检结果,检查了心肺并说:"心率 80 次/分,右肺的呼吸音有点弱,我建议你查个血常规和全胸片吧。"

关键词　呼吸困难　心肌炎　呼吸音弱

引导问题:

1. 哪些原因可引起呼吸困难?

2. 什么是心肌炎? 病因有哪些? 如何诊断和治疗?

3. 呼吸音弱是由哪些疾病所导致的?

指导课 2

T2-P1

王某买了一些头孢类药就回到公司上班了,眼看就到"双 11"了,她觉得这次一定要好好宣传、多多备货,争创佳绩。终于到了 11 月 11 日这一天,公司的销售额比去年翻了一番,正当全公司准备庆祝时,王某突然感觉到胸口很闷,气喘不过来,浑身都没有力气。其实她最近一直有这种感觉,只是一直硬扛着,以为吃点感冒药就没事了。员工们立即把王某送到了就近的市医院的急诊室。

关键词　呼吸困难　乏力　急诊

提问解答

引导问题：

1. 呼吸困难的发病机制和临床表现。

2. 哪些疾病会导致乏力？

3. 如果你是急诊科医生，应该首先询问哪些病史？

T2-P2

急诊科医生询问了王某既往的病史，并且问道："除了胸闷有没有胸口痛？咳嗽的时候有痰吗？有没有感觉发热？睡觉的时候会不会容易出汗？"回答："胸口痛、咳痰、发热、睡觉出汗这些都没有，就是有点干咳、胸口闷、喘不上气来。"急诊科医生极力安抚患者，劝慰患者，建议她要住院好好查查。

关键词　胸痛　盗汗　检查

引导问题：

1. 哪些疾病会引起胸痛？

2. 你了解胸痛中心吗？

3. 哪些疾病会引起盗汗?

4. 如果你是急诊科医生，应该首先做哪些检查和急救措施?

T2-P3

急诊科医生给王某开放了静脉通道,给予心电、血压、血氧饱和度监测和吸氧,查了血常规、生化、心肌酶谱、心肌标志物、心电图、全胸片。报告见提问解答二维码。

关键词　心肌酶谱　心肌标志物　心电图　胸腔积液

引导问题:

1. 心肌酶谱、心肌标志物各项指标的意义是什么?

2. 急性心肌梗死在心电图上会有什么表现?

3. 导致胸腔积液的病因有哪些?

指导课 3

T3-P1

鉴于王某的病情较为严重，而且有胸腔积液，急诊科医生请胸外科医生会诊后，安排她住进胸外科病房。胸外科医生建议王某查胸部 CT：右侧胸腔积液伴右肺下叶压迫性肺不张，纵隔内多发稍增大的淋巴结。行胸腔闭式引流，并引出了 700 mL 淡血性液体。经治疗，王某胸闷气喘的症状明显改善，但是看到血性的胸腔引流液，王某和陪伴她身边的老公万分焦急，询问医生到底是什么病。

关键词　血性胸腔积液　淋巴结肿大　胸腔闭式引流

提问解答

引导问题：

1. 渗出液、漏出液的鉴别？血性胸腔积液的病因可能是什么？如何明确？

2. 淋巴结肿大的病因有哪些？

3. 胸腔闭式引流的适应证，操作步骤。

T3-P2

胸外科医生给王某做进一步检查，经过漫长的一周的等待，检查报告陆续出来了。

乳腺、甲状腺超声：双侧锁骨上淋巴结肿大，部分结构欠佳，建议进一步检查；右侧腋下淋巴结构欠佳；双侧乳腺未见明显肿块；双侧甲状腺未见明显异常。

双乳钼靶：左乳下部纤维腺体组织内不对称致密，请结合其他影像学检查，BI-RADS 0；双乳中央区及外上纤维腺体组织内散在大小不等类圆形结节及双乳

肿瘤指标

腺体改变，考虑良性病变可能大，随访，BI-RADS 3；左乳纤维腺体组织内点状钙化灶，良性钙化，BI-RADS 2。

胸腔积液细胞学检查：见恶性肿瘤细胞，符合腺癌，结合免疫组化，首先考虑来源于女性生殖道或腹膜来源。

胸腔积液结核杆菌培养：阴性。

血 T-SPOT：阴性。

关键词 肿瘤指标 女性生殖道恶性肿瘤 腺癌

引导问题：

1. 糖类抗原 153、细胞角质蛋白 19 片段的意义是什么？

2. 女性生殖道腺癌常见的有哪些？

3. 结合以上检查，你认为还要做哪些检查以明确诊断？

T3-P3

医生把王某的丈夫叫到办公室，告知他情况不容乐观，并再次建议做进一步检查。检查结果如下。

PET-CT：

①双侧锁骨区、纵隔内、右腋窝、胸骨两旁、双侧膈角旁、两侧心膈角区、肋膈角区、脾门区、后腹膜区、双侧髂血管旁及双侧盆壁区多发淋巴结 FDG 代谢增高，考虑多发转移淋巴结；右侧胸膜、肝包膜区及盆腔腹膜多发 FDG 代谢增高灶，考虑多发转移；降结肠区局部（L3 平面）结节 FDG 代谢异常增高，考虑恶性病变（倾向浆膜转移灶）；右侧附件区 FDG 代谢增高灶，考虑恶性病变（原发？转移？），建议必要时阴超检查；子宫颈点状 FDG 代谢异常增高灶，考虑恶性病变，建议进一步检查；余部位未见 FDG 代谢异常增高灶。

②双叶甲状腺密度欠均，建议超声随访；右肺中叶小结节，左上肺舌段及右中肺纤维灶；右肺下叶局部肺不张；右侧胸腔积液；左肾小结石；盆腔少量积液。

阴道超声：子宫附件未见明显异常。

宫颈细胞学检查：未见恶性肿瘤细胞及上皮内病变。人乳头瘤病毒阴性。

糖类抗原 125 1635 U/mL，HE4 423.40 pmol/L，ROMA 94.57%（绝经前）。

医生告知王某的丈夫："你的妻子很有可能是晚期卵巢癌。"

王某的丈夫非常震惊："医生，好好的人怎么会一下子得了晚期卵巢癌了呢，她之前一向都很健康，要不是胸闷根本就不会到医院来，您是不是搞错了？"

医生说："卵巢癌号称沉默的羔羊，但是这只羊并不温柔，它是沉默的杀手，往往一发现就是晚期了。我们会制订合理的治疗方案，咱们医患双方积极配合，希望能取得很好的疗效。"

关键词　PET-CT　肿瘤指标　卵巢癌　晚期

引导问题：

1. 你对 PET-CT 有多少了解？

2. 糖类抗原 125 的意义，HE4、ROMA 相应的意义。

3. 卵巢癌分期，晚期卵巢癌的治疗。

第二十五章

一种奇怪的脑炎：抗 NMDA 受体脑炎

 导言

　　脑炎是脑实质炎症性疾病的总称，临床上以发热、意识障碍、癫痫发作和弥漫性脑功能损害等为主要表现。儿童脑炎是儿科遇到的常见病之一，重症脑炎可危及患儿生命，及时和正确的诊断是实施有效治疗的前提条件。近几年随着国内外对脑炎病因的研究，自身免疫性脑炎逐渐被认识并引起重视。而抗 NMDA 受体脑炎是首先被认识、最常见、症状典型的一类自身免疫性脑炎，且在儿童人群中发病率较高。本课通过对一例抗 NMDA 受体脑炎患儿诊治经过，带领同学们一起回顾脑炎的定义、脑炎的病因学等，同时掌握儿童抽搐的诊疗思路、鉴别诊断；复习解剖学中的边缘叶系统，了解边缘叶系统的功能意义；掌握腰椎穿刺术的适应证、禁忌证及操作要点，掌握常见脑炎的脑脊液常规、生化特点；了解自身免疫性脑炎的发病机制，扩展到其他类似的自身免疫性疾病；掌握抗 NMDA 受体脑炎的临床表现、早期识别要点及治疗原则，治疗中强调糖皮质激素的相关药理知识密切联系临床实际，并联系到副肿瘤综合征的相关知识，并强调与儿童患者家长的医患沟通技巧。通过此课程学习，将生理学、免疫学、解剖学、药理学、儿科学与精神心理学、医患沟通学等多学科知识相联系，培养学习积极的临床诊疗思维与临床工作能力。

教案简介

　　10 岁女孩瑶瑶，因无热抽搐 1 次门诊就诊，门诊行头颅 CT、脑电图未见明显异常。一周后患儿再次出现抽搐，同时伴有不自主手抖、睡眠易醒、言语减少，上课反应慢，易紧张、焦虑，情绪易激动，阵发性脾气暴躁等精神行为异常。入院后完善头颅 MRI、VEEG 以及腰椎穿刺脑脊液检测，及时确诊为抗 NMDA 受体脑炎，并予糖皮质激素、静脉丙种球蛋白等免疫治疗后患儿未再抽搐，精神行为异常消失，出院后继续口服药物治疗，并定期随访，后逐渐恢复认知、语言等功能，重返校园。

学习目的

　　（1）了解儿童抽搐的诊疗思路；

　　（2）了解儿童神经系统查体；

　　（3）了解边缘叶系统的解剖学、功能意义；

　　（4）了解腰椎穿刺术的适应证、禁忌证、操作要点；

　　（5）了解常见引起中枢神经系统感染病原菌的脑脊液的特点；

　　（6）了解自身免疫性疾病的概念、发病机制；

（7）了解神经递质的概念、种类及临床意义；

（8）了解脑炎的定义、常见病因；

（9）了解抗 NMDA 受体脑炎的病因学、发病机制、临床表现；

（10）了解抗 NMDA 受体脑炎治疗原则；

（11）了解大量应用糖皮质激素的不良反应；

（12）了解副肿瘤综合征的定义；

（13）了解与儿童患者家长的医患沟通技巧。

顺序与进度

指导课 1　以 10 岁的女孩瑶瑶无热抽搐的一个病例，引出儿童抽搐的诊疗思路、儿童神经系统查体等，掌握儿童抽搐的常见病因、诊疗思路，熟练掌握儿童神经系统查体。

指导课 2　以抽搐后完善的相关检查以及瑶瑶再次出现抽搐且出现精神行为异常为切入点，了解儿童抽搐急诊处理要点、精神行为异常的原因、边缘叶系统与精神行为、腰椎穿刺术相关知识。

指导课 3　患儿的脑脊液相关检查结果为切入点，引出脑炎的定义、病因及分类，自身免疫性脑炎的概念、发病机制、疾病认识过程，同时掌握常见引起中枢神经系统感染病原菌的脑脊液的特点；以及抗 NMDA 受体脑炎的病因学、发病机制、临床表现及治疗原则，特别是大剂量应用糖皮质激素的不良反应；副肿瘤综合征的定义。

指导课 1

T1-P1

患者瑶瑶，女，10 岁，于 3 天前在无明显诱因的情况下出现抽搐 1 次，表现为呼之不应，双眼上翻，四肢强直，口角歪斜，持续约 2 min 缓解，缓解后一般情况可，无头痛、呕吐，无大小便失禁，自诉近日四肢稍无力，偶伴不自主手抖，遂到医院门诊就诊。病程中无发热，无视物模糊，无咳嗽、咳痰，否认近期有外伤病史。自诉近期睡眠稍差，表现为入睡困难、易醒。

关键词　抽搐　无热

引导问题：

1. 抽搐的定义、儿童抽搐的诊疗思路和常见病因。

提问解答

2. 不同年龄段儿童抽搐的常见病因有哪些？

3. 如果你是一名儿科医生，该患儿找你就诊时，重点询问哪些？

T1-P2

门诊医生检查后发现：患者生长发育良好，神志清，精神尚可，回答切题，呼吸平，血压115/70 mmHg，咽不红，扁桃体Ⅱ度肿大，浅表淋巴结未及肿大，两肺呼吸音清，未及干湿啰音，心音有力，心律齐，无杂音。腹部平软，无压痛，肝脾肋下未及。神经系统查体：伸舌居中，双瞳等大等圆，光反射存在，四肢肌力、肌张力正常，脑膜刺激征阴性，双侧病理征未引出。

关键词　咽不红　神经系统查体阴性

引导问题：

1. 针对该患儿的就诊，查体应着重注意哪些方面？

2. 什么是脑膜刺激征？

3. 常见病理反射的检查方法？儿童病理反射的判断与成人有什么不同？

指导课 2

T2-P1

儿科医生开出实验室检查项目，结果如下：
（1）血常规＋超敏 CRP：WBC 7.12×10^9/L（$8 \times 10^9 \sim 10 \times 10^9$/L），N 71.90%（50% ～ 70%），L 22.5%（20% ～ 40%），RBC 4.26×10^{12}/L（$4 \times 10^{12} \sim 4.5 \times 10^{12}$/L），BPC 289×10^9/L（$100 \times 10^9 \sim 300 \times 10^9$/L），Hb136 g/L（120 ～ 140 g/L），超敏 CRP ＜ 0.499 mg/L；

（2）急诊生化、心肌标志物：未见异常；

（3）头颅 CT：颅内未见明显异常；

（4）普通脑电图：正常儿童脑电图。

关键词　电解质　头颅 CT　脑电图

提问解答

引导问题：

1. 对于抽搐来诊的患儿，初步评估应做哪些方面的辅助检查？

2. 什么是脑电图？脑电图的主要波形有哪些？α 波的特点如何？

3. 如果你是临床接诊医生，家属对开具的检查项目有异议，认为检查太多了，你如何与家属进行沟通？

T2-P2

儿科医生建议患者住院进一步检查，家长认为目前患儿没再抽搐，且以不能耽误上学为由拒绝住院。医生如实记录门诊病历，并嘱家长需密切随访，病情变化及时就诊。一周后的凌晨 2：00 左右，孩子再次出现抽搐，家长拨打急救电话入急诊抢救室。到达抢救室时患儿抽搐已缓解，相关生命体征平稳。但家长反映该患儿近一周出现精神行为异常，表现为晚上诉房间里有老虎、害怕，夜间睡眠更差，频繁坐起，言语减少，上课反应慢，易紧张、焦虑，情绪易激动，阵发性脾气暴躁，阵发性不自主手抖加剧。急诊儿科以"不明原因抽搐"收治入院。

关键词　再次抽搐　精神行为异常

引导问题：

1. 对于急诊抽搐患儿，应做哪些评估及处理？

2. 与人类精神、行为有关的大脑解剖结构是哪个部位？它有哪些相关功能？

3. 提到精神行为异常，临床上最常见的哪些疾病会有精神症状的临床表现？

T2-P3

　　医生追问家长既往史及家族史，该患儿三周前有"感冒"病史，表现为轻度发热、流鼻涕。自行口服中成药 3 天好转。否认癫痫、热性惊厥、遗传代谢病等病史及家族史，否认抑郁症、精神分裂症、抽动症等病史及家族史，否认围生期有产伤、缺氧等病史，自幼智力、体力发育无异常，目前在读五年级，学习成绩优秀，家长管教稍严格，平时性格开朗。

关键词　前驱感染　遗传性疾病

引导问题：

1. 根据已学过的临床课程，哪些疾病发病前常有呼吸道或者消化道的前驱感染病史呢？

2. 复杂遗传病的概念？常见的复杂遗传病有哪些？

指导课 3

T3-P1

入院后完善相关检查，视频脑电图：儿童正常脑电图；头颅 MRI：右侧额叶异常信号。与家属沟通，建议行腰椎穿刺脑脊液检测以明确诊断，家属拒绝。患儿入院后第三天又出现抽搐发作，予地西泮静推后患儿入睡后缓解，同时患儿双手不自主抖动加剧，情绪更易激动，反应较前淡漠，夜眠差，出现将头发、揉鼻子等刻板动作。医生与患者及家属再次沟通，告知腰椎穿刺对诊断及后期治疗有重大意义，而穿刺并发症发生概率相对较低，经慎重考虑后，患者及家属均同意行该检查，并检验相关项目。入院第四天，相关检查结果见提问解答二维码。

检测结果

关键词　腰椎穿刺术、自身免疫性疾病、神经递质

提问解答

引导问题：

1. 腰椎穿刺（**lumbar puncture**）的主要适应证和禁忌证。

2. 腰椎穿刺的穿刺体位及穿刺点的原则是如何？穿刺点选择的解剖学依据？进针深度是多少？

3. 颅内常见感染的脑脊液特点如何？为何细菌性脑膜炎、结核性脑膜炎的脑脊液糖和氯化物降低，蛋白增高？

4. 什么是自身免疫性疾病？自身免疫性疾病的一般发病机制如何？临床常见的自身免疫性疾病有哪些？

5. 该患儿的抗谷氨酸受体（NMDA 型）抗体受体阳性，请说出你知道的神经递质及受体、氨基酸递质的临床意义

T3-P2

　　根据患儿的临床表现、体征，结合辅助检查，医生明确了抗 NMDA 受体脑炎诊断，结合 T-SPOT 检测排除结核感染，给予以下治疗：静脉丙种球蛋白（按照 1 g/（kg·d），实予 40 g/d）连续 3 天静脉输注，并予甲基强的松龙（按照 20 mg/（kg·d），实予 800 mg/d）连续静滴 3 天冲击治疗，后续改强的松口服，治疗过程中监测血压、血电解质，并预防大剂量糖皮质激素诱发的消化道溃疡出血的可能，补充维生素 D、钙等预防大剂量糖皮质激素引起骨质疏松的可能。因自身免疫性脑炎有合并生殖细胞肿瘤，特别是卵巢畸胎瘤的可能，进一步行肿瘤标志物、盆腔 MRI 等检查。患儿治疗 16 天后，无发热，精神症状消失，无抽搐发作，无刻板样动作，不自主手抖消失，言语增多，面部表情丰富，予出院。嘱出院后按医嘱继续口服糖皮质激素逐渐减量治疗，注意监测血压、电解质，继续补充维生素 D 和钙剂，每 3～6 个月动态复查肿瘤标志物、盆腔 MRI，半年后复查头颅 MRI，注意其有无精神行为异常、抽搐复发，关注其言语、智力等认知功能变化，必要时及时就诊。随访半年无发作，逐渐恢复上学；随访一年，复查相关项目无异常，患儿无不适症状。

关键词　脑炎　免疫性　糖皮质激素　副肿瘤综合征

引导问题：

1. 什么是脑炎？脑炎的病因有哪些？

2. 什么是抗 NMDA 受体脑炎？

3. 抗 NMDA 受体脑炎的临床表现。

4. 抗 NMDA 受体脑炎治疗方案如何？

5. 大剂量糖皮质激素冲击治疗是治疗此病的一线方案之一，长期大剂量应用糖皮质激素都有哪些不良反应？

第二十六章

寻找耳鸣的真相：Vogt-小柳原田综合征

导言

葡萄膜炎是世界范围的常见眼病，病因和类型众多，是我们现代生活中比较常见的疾病，而其中Vogt-小柳原田综合征多发于有色人种，在中国人中约占葡萄膜炎患者的16%。通过寻找耳鸣的真相，带领同学们一起复习葡萄膜炎的分类以及眼底所见；掌握Vogt-小柳原田综合征的病因、临床表现、眼部并发症以及诊断、鉴别诊断和治疗；了解Vogt-小柳原田综合征的实验室检查及辅助检查；同时要注重葡萄膜炎的病因学诊断和对因治疗，注重眼部疾患的身心治疗。

教案简介

王阿姨今年50岁，平时身体很好，有空经常和小区的阿姨们一起健身、跳广场舞。一天，王阿姨在小区广场上跳舞时突然觉得左耳耳鸣，当时大家玩得很开心，以前她也曾经出现过耳鸣，没有特殊治疗，1～2天就会恢复，王阿姨以为这次也是一样，也就没太在意。随后出现听力下降，过了2天，王阿姨在家做家务时出现眩晕并伴有轻微的头痛，自觉休息后有好转。2周不到的时间，有一天，王阿姨突然觉得双眼视力下降，看电视时，越来越看不清楚画面，戴上老花镜，发现看书、看报纸也没原来清楚了，王阿姨以为是自己最近睡眠不好，就自己用抗疲劳的眼药水滴眼，早早上床休息，可是过了4天，王阿姨的视力越来越差，在丈夫赵叔叔的陪同下一起来眼科门诊就诊。经过一系列的眼科检查，王阿姨最终被诊断为Vogt-小柳原田综合征。经过激素治疗后，双眼视力逐渐好转。

学习目的

（1）了解视力下降的常见病因；

（2）了解掌握葡萄膜炎的定义和分类以及眼底所见；

（3）了解葡萄膜炎疾病的并发症及其治疗；

（4）了解葡萄膜炎疾病的相关全身检查；

（5）了解掌握Vogt-小柳原田综合征的病因、临床表现、眼部并发症以及诊断、鉴别诊断和治疗；

（6）了解Vogt-小柳原田综合征的辅助检查；

（7）了解激素类药物在眼科疾病的应用及注意事项；

（8）了解医患沟通的技巧；

（9）了解社会层面的健康教育以及科普宣传。

顺序与进度

指导课 1　引出视力下降的常见原因，病史的采集，出现视力下降如何选择眼科检查以及结果判读。

指导课 2　给出眼科相关检查结果，学习葡萄膜炎的定义、分类、眼底所见、并发症以及相关全身检查；学习 Vogt- 小柳原田综合征的病因、临床表现、眼部并发症、诊断、鉴别诊断以及辅助检查。

指导课 3　给出治疗方案，引出激素类药物在眼科疾病的应用及注意事项，并注重医患沟通的技巧以及社会层面的健康教育以及科普宣传。

指导课 1

T1-P1

王阿姨今年 50 岁，平时身体很好，有空经常和小区的阿姨们一起健身、跳广场舞。一天，王阿姨在小区广场上跳舞时突然觉得左耳耳鸣，当时大家玩得很开心，以前她也曾经出现过耳鸣，没有特殊治疗，1 ~ 2 天就会恢复，王阿姨以为这次也是一样，也就没太在意。随后出现听力下降，过了 2 天，王阿姨在家做家务时出现眩晕并伴有轻微的头痛，自觉休息后有好转。2 周不到的时间，有一天，王阿姨突然觉得双眼视力出现了下降。

关键词　耳鸣　听力下降　头痛　视力下降

提问解答

引导问题：

1. 引起视力下降的常见原因有哪些?

2. 你作为眼科住院医生，如何采集病史?

T1-P2

当天，王阿姨看电视时，越来越看不清楚画面，戴上老花镜，发现看书、看报纸也没原来清楚了，王阿姨以为是自己最近睡眠不好，就用抗疲劳的眼药水滴眼，早早上床休息，可是过了4天，王阿姨的视力越来越差，自觉问题严重，在丈夫赵叔叔的陪同下一起来眼科门诊就诊。

引导问题：

1. 如果你是接诊医生，会给王阿姨做哪些检查？

2. 出现视力问题，我们可以做哪些视功能检查？

指导课 2

T2-P1

接诊的汪医生对王阿姨进行了专科检查：Vcc：OD 0.1，OS 0.15；NCT：OD 11 mmHg，OS 12 mmHg。裂隙灯检查：双眼结膜无充血，角膜透明，前房深清，瞳孔圆形，直径3 mm，直接对光反射存在，散瞳后见瞳孔药性散大直径约7 mm，晶状体轻度混浊，玻璃体轻度混浊，双眼共焦激光扫描红外眼底照相（IR）：视盘界清，视网膜水肿，后极部见多灶性色素紊乱，黄斑中心凹反光未见，眼底OCT检查示：双眼多灶性视网膜神经上皮层脱离。

检测结果

关键词 视力越来越差 玻璃体轻度混浊 多灶性 视网膜神经上皮层脱离

引导问题：

1. 目前的初步诊断是什么？

提问解答

2. 葡萄膜炎的定义和分类。

3. 葡萄膜炎的眼底所见。

4. 葡萄膜炎的相关辅助检查。

T2-P2

为进一步明确诊断，汪医生接着给王阿姨行 FFA 检查，显示：双眼造影早期，后极部见多数针尖样高荧光，随时间延长，视乳头及针尖样高荧光渗漏明显，造影晚期，后极部见多湖样荧光积存，视乳头荧光染色，边界模糊。汪医生看过所有的检查报告，再结合王阿姨的主诉：2 周前有过耳鸣，听力下降，头痛，进而出现视力下降，告诉王阿姨现在诊断"Vogt– 小柳原田综合征"基本明确，需要王阿姨调整心态，积极配合治疗。

双眼 FFA 检查

关键词 针尖样 多湖样 荧光积存

引导问题：

1. Vogt– 小柳原田综合征的病因、临床表现、眼部常见并发症。

2. Vogt– 小柳原田综合征诊断。

3. Vogt– 小柳原田综合征有哪些鉴别诊断呢？

4. 诊断为 Vogt- 小柳原田综合征，需要给患者做哪些辅助检查？

指导课 3

T3-P1

汪医生给王阿姨制订治疗方案，结合王阿姨体重给予泼尼松片（每日 60 mg，晨起顿服），同时给予王阿姨补钙补钾以及护胃治疗，并详细告知王阿姨使用激素的风险。王阿姨非常担心使用激素后出现变胖，股骨头坏死等并发症的发生，对激素的使用比较抗拒，但又对病情焦虑不已，害怕自己会变成瞎子。汪医生与王阿姨及其丈夫赵叔叔再次沟通，用通俗易懂的话告知 Vogt- 小柳原田综合征的前因后果，告知使用激素治疗的必要性，经慎重考虑后，王阿姨和赵叔叔均同意使用激素治疗。

关键词　激素　并发症　焦虑

提问解答

引导问题：

1. 如何给 Vogt- 小柳原田综合征患者进行治疗？

2. 激素类药物在眼科主要应用有哪些以及注意事项是什么？

3. 如果你作为当时在场的医生，当王阿姨非常担心使用激素后变胖、股骨头坏死等并发症的发生，对激素的使用比较抗拒，但又对病情焦虑不已，害怕自己会变成瞎子，应该如何与她进行良好的沟通？

T3-P2

双眼眼底 OCT 检查

王阿姨接受治疗，每周来门诊复诊一次，激素逐渐减量，10 个月后汪医生给王阿姨做了专科检查：Vcc：OD 0.8，OS 0.8；NCT：OD 13 mmHg，OS 15 mmHg。裂隙灯检查：双眼结膜无充血，角膜透明，前房深清，瞳孔圆形，直径 3 mm，直接对光反射存在，散瞳后见瞳孔药性性散大直径约 7 mm，晶状体轻度混浊，双眼眼底：视盘界清，视网膜平伏. 眼底 OCT 检查示：双眼未见明显异常。王阿姨很开心，非常感谢汪医生，让她恢复视力。

关键词　治疗　复诊　激素减量

引导问题：

1. 从医患沟通以及循证医学角度请你谈一谈王阿姨能得到很好恢复的原因。

2. 通过王阿姨的例子请你谈一谈眼科疾病科普和健康宣教的重要性。

第二十七章

鼻腔里发现的"煤矿"：真菌性鼻窦炎

导言

真菌性鼻窦炎是耳鼻咽喉科中常见的一类疾病,通过本案例,带领同学们一起学习鼻窦的生理功能、解剖结构、检查方法及鼻病的常见症状;了解真菌性鼻窦炎的病因、诊断依据、鉴别诊断、临床分型及其特点;重点掌握真菌性鼻窦炎的治疗、手术原则、围手术期的处理、预后、复发因素及其处理措施、鼻内镜手术的并发症;同时对临床中患者术前的焦虑情绪该如何处理进行了探讨。

教案简介

患者李某是一位 65 岁的男性退休工人，年轻时就确诊过敏性鼻炎，半年前开始自觉左侧鼻塞，无脓涕，自身并未重视。而后鼻塞症状逐渐加重，感觉时常能闻到异味，回吸鼻涕时带有血丝，左侧面颊部有胀痛感，于是就诊于当地卫生院，卫生院给予药物保守治疗，但李某感觉症状并没有缓解，于是到上一级医院做进一步诊疗。完善检查后医生建议李某手术，李某向医生表示自己从未生过大病，对于手术风险感到担忧，经过医生的劝说和建议，李某最终同意做手术，并在手术后谨遵医嘱，定期复查，恢复良好。

学习目的

（1）了解鼻腔的生理功能、鼻病的常见症状及其特点；

（2）了解鼻窦的解剖结构及其生理功能；

（3）了解各鼻窦炎性疾病的疼痛特点；

（4）了解鼻窦的一般检查及辅助检查；

（5）了解真菌性鼻窦炎的病因、临床表现、诊断依据、鉴别诊断；

（6）了解真菌性鼻窦炎的临床分型和各分型特点；

（7）了解真菌性鼻窦炎的治疗方法；

（8）了解真菌性鼻窦炎的手术原则、围手术期处理、预后、最终确诊手段及减少复发风险的措施；

（9）了解功能性鼻内镜手术的并发症；

（10）了解面对患者术前焦虑情绪的处理措施。

顺序与进度

指导课程 1 通过李某的病例，学习鼻腔的生理功能、鼻部疾病的常见症状及其特点；鼻窦的解剖结构及其生理功能；各鼻窦炎性疾病的疼痛特点；鼻窦的一般检查。

指导课程 2 根据李某入院后的临床表现及辅助检查，学习鼻窦疾病的辅助检查及其意义；真菌性鼻窦炎的病因、临床表现、诊断依据、鉴别诊断；真菌性鼻窦炎的临床分型及其特点。

指导课程 3 完善入院各项检查后，学习真菌性鼻窦炎的治疗方法、手术原则、围手术期处理、预后、最终确诊手段及减少复发风险的措施；了解功能性鼻内镜手术的并发症；同时对如何处理患者术前焦虑情绪进行了探讨。

指导课 1

T1-P1

患者李某，男，65 岁，半年前没有明显的诱因觉得左侧鼻塞，流脓鼻涕，以为就是普通的感冒，一直没有重视。过了 1 个月，发现鼻塞的症状并没有缓解，并且能闻到从自己鼻子里的臭味，回吸时有血涕，于是自己去药店买了一些"感冒药"吃。近一周以来，李某感觉除了鼻塞、流脓涕以外，左侧面颊部有胀痛感，赶紧到当地卫生院就诊，当地卫生院给李某开了抗生素输注 3 天，但是李某感觉症状并没有明显好转。在家人的劝说下，决定到三甲医院做进一步的检查。

关键词 鼻塞 鼻腔异味 回吸血涕 面颊部胀痛

提问解答

引导问题：

1. 正常的鼻腔生理功能有哪些？当患鼻部疾病时会出现哪些症状？

2. 回吸血涕 / 涕中带血常见于什么疾病？

3. 什么情况会出现鼻塞的症状？各有什么特点？

T1-P2

李某就诊于医院门诊，门诊医生对患者进行了专科检查，结果如下：外鼻无畸形，鼻前庭皮肤无皲裂、无疖肿，双侧下鼻甲稍肥大，鼻黏膜稍充血，左侧中鼻道可见脓性分泌物，少量黏稠油灰状分泌物，窦口周围黏膜肿胀、充血，左侧上颌窦投影区压痛（＋）。门诊医生告诉李某，他可能是得了鼻窦炎，需要住院治疗。

关键词 鼻黏膜充血 黏稠油灰状分泌物 上颌窦投影区压痛（＋）

1. 什么是鼻窦？各鼻窦的体表投影区分别在哪里？

2. 各个鼻窦的解剖学结构是怎样的？

3. 鼻窦的生理功能有哪些？

4. 当各鼻窦发生炎性疾病时，引起的疼痛分别有什么特点？

5. 鼻窦的一般检查有哪些？分别有什么意义？

指导课 2

T2-P1

入院以后，管床医生接诊李某时，详细询问病史，李某说他一直有过敏性鼻炎，每次打扫房间、整理衣柜的时候都容易感到鼻痒，随即连续打喷嚏，流清水鼻涕。管床医生为李某开好医嘱，交代患者完善辅助检查。相关检查结果见提问解答二维码。

检测结果

提问解答

关键词　嗜酸性粒细胞　过敏原检测　鼻窦 CT

引导问题：

1. 鼻窦疾病可做哪些影像学检查来辅助诊断？有何意义？

2. 根据患者的症状及辅助检查，诊断是什么？诊断依据是什么？

3. 真菌性鼻窦炎需要和哪些疾病相鉴别？

4. 过敏原检测、外周血嗜酸性粒细胞计数在真菌性鼻窦炎中有什么意义？

T2-P2

入院后李某忧心忡忡，多次上网查询自己的症状，担忧自己身患"绝症"。管床医生根据患者检查结果，向患者交代病情——患者李某初步诊断为真菌性鼻窦炎，是由真菌感染引起的鼻及鼻窦疾病，临床分型为变应性真菌性鼻窦炎。患者询问医生此病病因是什么，医生向患者讲解了真菌性鼻窦炎的相关知识，安抚患者的焦虑情绪，李某表示愿意积极配合治疗。

关键词　症状　病因　临床分型

1. 真菌性鼻窦炎的病因有哪些？

2. 真菌性鼻窦炎的临床分型分为哪些？

3. 真菌性鼻窦炎的各临床分型分别有什么特点？

指导课 3

T3-P1

排除手术禁忌证后，医生建议患者行手术治疗。术前谈话时患者情绪焦虑，多次询问手术风险，对术后症状能否改善，以及是否还会复发等问题表示担忧。经医生详细介绍手术过程及手术风险，患者经与家属商量，表示同意做手术，并签署手术同意书。

关键词　情绪焦虑　手术治疗　手术风险

引导问题：

1. 临床上面对患者术前的担忧及焦虑情绪，你作为一名外科医生应该如何处理？

提问解答

2. 功能性鼻内镜的一般手术原则是什么？

3. 真菌性鼻窦炎的围手术期应如何处理？

4. 患者曾使用抗生素治疗 3 天，为何症状无明显好转？

5. 真菌性鼻窦炎的治疗方法有哪些？

6. 针对该患者病情，应该如何治疗？

7. 功能性鼻内镜可能发生哪些并发症？

8. 患者最终确诊还需要做什么检查？

T3-P2

李某手术进行得很顺利，术后医生给予止血、抗炎等治疗，术后恢复良好，一周后办理出院。出院前医生嘱咐李某出院后用药注意事项，提醒他真菌性鼻窦炎术后有复发的可能，要遵医嘱定期到门诊鼻内镜下清理及复查术腔情况，经一年随访，李某症状已完全改善，恢复良好。

关键词　预后　术后复发　随访

1. 真菌性鼻窦炎的预后如何？

2. 影响真菌性鼻窦炎术后恢复的因素有哪些？

3. 真菌性鼻窦炎术后应该如何降低复发风险？

第二十八章

恼人的牙疼：龋病

导言

　　龋病是现代生活中十分常见的疾病，通过赵某的牙疼经历，带领同学们一起回顾龋病的临床症状、问诊、视诊、探诊、牙髓活力温度测试、X线检查对龋病的诊断学意义；复习微生物在龋病发生发展中的作用及口腔科影像学技术；了解龋病的定义、发病机制、临床表现、诊断标准、影像学表现；重点掌握龋病的临床表现、诊断和鉴别诊断、深龋治疗原则和方法及常见并发症；同时对龋病的预防、治疗龋病的药物和患者诊间候诊进行了初步的探讨。

教案简介

　　赵某是位33岁的销售员，日常工作繁忙，常忽略口腔卫生清洁。最近，赵某在工作期间出现牙疼症状，起初，赵某选择自行服用药物治疗，但效果不佳，牙疼迁延不愈。后来赵某在放假期间来到医院治疗，口腔科医生通过临床查体配合影像学检查，诊断为深龋，并通过间接盖髓术完成了治疗，并告示赵某要注意口腔清洁及不要随意自行服用药物。

学习目的

　　（1）了解引起牙疼的原因；

　　（2）了解龋病的三级预防；

　　（3）了解糖致龋的机制；

　　（4）了解致龋菌的生物学特征及主要致龋菌；

　　（5）了解布洛芬及甲硝唑的药理作用、适应证及不良反应；

　　（6）了解探讨诊间候诊时间长的原因；

　　（7）了解医患沟通中的注意事项；

　　（8）了解龋病的诊断方法；

　　（9）了解口腔X线检查对机体组织的影响；

　　（10）了解口腔颌面专用X线机；

　　（11）了解根尖片分角线透照技术；

　　（12）了解深龋的影像学表现、鉴别诊断及诊疗原则；

　　（13）了解间接盖髓术的原理及适应证；

　　（14）了解龋病充填治疗后的注意事项及常见并发症。

顺序与进度

指导课 1　以赵某这样一个典型的不注重口腔卫生的病例，首先从诊断学角度引出常见的导致牙疼的原因、龋病的三级预防。其次从赵某吃甜食的角度，谈论糖致龋的机制、致龋菌的生物学特征及口腔内主要的致龋菌。最后从赵某吃药止牙疼，引出布洛芬及甲硝唑的药理作用、适应证及不良反应。

指导课 2　通过赵某长时间的等候探讨诊间候诊时间长及解决办法；从医生对赵某的口腔检查入手，着重介绍龋病的诊断方法及诊断标准，接着借助赵某去摄片室拍片的过程，介绍口腔 X 线检查对机体组织的影响及根尖片分角线透照技术。

指导课 3　借助小牙片引出深龋的影像学表现，接着通过医生与赵某的对话展示深龋的鉴别诊断及诊疗原则，间接盖髓术的原理及适应证，最后通过医生治疗后的医嘱介绍了龋病充填治疗后的注意事项及常见并发症。

指导课 1

T1-P1

赵某今年 33 岁，在一家销售公司当销售员，平常经常要加班到深更半夜才回家，因为极度劳累，回到家往往晚上不刷牙就往上床睡觉。早上上班往往要迟到了，才匆忙起床，随便刷了两下牙就出门了。前一段时间，赵某在吃甜食时，感觉左下后牙有点疼痛，但疼痛很快就消失了，就没有放在心上，以为是平常工作太累没有休息好，牙龈发炎了。但过去好几天，牙疼依旧没有好转，过冷过热的饮食会出现明显的酸疼感觉，这使得赵某非常苦恼，但因为"双 11"马上就要到了，公司销售任务很重，有时候赵某甚至忙到要在公司打地铺，他也就根本脱不开身去医院检查牙齿，只能在中午饭期间去药店买药服用。

关键词　牙疼　口腔清洁　糖类

提问解答

引导问题：

1.引起牙疼的原因有哪些？

2.龋病的三级预防是什么？

3. 糖致龋的机制是什么？

T1-P2

一天中午 12∶00，因为牙疼吃不下饭的赵某来到公司楼下的一家药房，店员询问赵某想要买什么药，赵某左手捂着腮帮子问店员说，牙疼吃什么药，店员向赵某推荐了布洛芬和人工牛黄甲硝唑，说很多牙疼的人都吃这些药，本来赵某还想看看别的药，可手机里工作群消息一直发个不停，催促着赵某回去工作，没时间的赵某只好付钱拿药转而回公司干活去了。回到工位上的赵某，就着温水把药吃了，过了一段时间，牙疼确实比之前有所缓解，但是赵某出现了恶心、想吐的感觉，以为是中午没吃饭犯胃病了，随便从抽屉里拿了两袋饼干吃了下去，赵某继续开始了下午的工作。

关键词　致龋菌　甲硝唑　布洛芬　药物不良反应

引导问题：

1. 致龋菌的生物学特征是什么？主要致龋菌有哪些？

2. 布洛芬及甲硝唑的药理作用和适应证是什么？

3. 赵某为什么会出现恶心、想吐的感觉呢？

指导课 2

T2-P1

好不容易熬到了"双 11"过去，放假了的赵某赶忙拿起手机预约了人民医院口腔科的医生，打算查查牙齿究竟出现了什么问题。这段时间牙疼可把赵某折磨惨了，全靠药物撑着，但药效一过，牙疼还是会出现，而且赵某每次一吃药就出现胃肠道反应，令他痛苦万分，体重减轻了七八斤。

　　下午在门诊开诊前，赵某就早早来到了候诊大厅等候，但以为来得够早的赵某，还是被导医告知可能要等 1 h，看着就诊大厅密密麻麻的人群，赵某都找不到座位，只能无奈地站着等叫号。候诊过程中赵某甚至碰到有患者嫌医生言语上对他不关切，与医生吵了起来。经过漫长的等待，导医系统总算播放出了赵某去五号诊室就诊的信息，赵某赶忙来到五号诊室见到了王医生。

关键词　患者等候时间　医患沟通

提问解答

引导问题：

1. 日常生活中患者候诊时间过长的原因有哪些？

2. 临床上医患沟通需注意什么？

T2-P2

　　赵某告诉王医生自己左下后牙疼痛半个月了，吃甜食及冷热刺激时都有明显疼痛的感觉，医生对赵某进行了仔细的查体，发现 36 远中边缘嵴处有黑晕呈浸墨样改变，可见龋洞形成，龋洞内及周围有食物残渣滞留，用探针探诊时，发现远中牙体硬组织质地松软，探针探测龋损部位时有插入感，赵某对探针有疼痛反应，探（＋），用镊子的柄部叩击牙齿时，赵某未出现明显感觉，叩（－），用小冰棒进行牙髓活力温度测试时，发现测试结果同对照牙。王医生告诉赵某，需要拍个小牙片检查一下龋坏的程度和范围，赵某询问王医生，拍片是否有很大辐射，自己前一段时间才因为体检拍过 CT，王医生对赵某说小牙片的辐射量可忽略不计，放下心来的赵某拿着拍片单就来到了摄片室。

关键词　龋病的诊断　口腔 X 线辐射

引导问题：

1. 龋病的诊断方法是什么？

2. 口腔 X 线检查对机体组织的影响是什么？

T2-P3

放射科李医生输入赵某的基本信息后，带赵某来到了一个摄片室。李医生戴好手套，让赵某正坐椅位头靠墙壁，同时嘱咐赵某抬头使听口线（外耳道上缘和口角连线）和地面平行，接着把一个小牙片放入了赵某口内，并让赵某用大拇指辅助控制牙片，使其不在口内移动，赵某强忍着口内的不适照做，李医生摆弄好拍片机使得 X 线中心线与牙齿长轴和胶片所形成角度的分角线相垂直，并告示赵某不能动，就来到摄片室外。经过 10 s 的等候，李医生又回到摄片室，告示赵某拍好了，可以直接去五号诊室找王医生了。

关键词　口腔颌面专用 X 线机　根尖片分角线透照技术

引导问题：

1. 口腔颌面专用 X 线机有哪几种，各有何用处？

2. 请描述根尖片分角线透照技术。

指导课 3

T3-P1

赵某回到五号诊室，王医生查看小牙片，X 线示 36 远中面出现圆弧形凹陷低密度缺损区，边缘不光滑，龋损区接近髓腔，根尖周组织无异常。王医生初步诊断为深龋，并告诉赵某，需要用牙钻去除腐败物质，判断有无穿髓孔才能确定下一步治疗。听说要用牙钻磨牙，赵某出现了极大的恐惧与不安，询问王医生是否可以通过药物来治疗。王医生告诉赵某，龋病进展到这个阶段，已经无法通过药物治疗痊愈，使用牙钻是必不可少的。为了缓解赵某的紧张情绪，王医生告诉赵某，如果钻磨时有酸痛感，可以举手示意，医生会停止钻磨，并且如果实在是疼痛无法忍受，可以加用口腔局部麻药。在王医生的安慰下，赵某最终同意了继续治疗。

牙 X 线片

关键词 龋病影像学表现 龋病鉴别诊断

引导问题：

1. 深龋的影像学表现是什么？

提问解答

2. 深龋与可复性牙髓炎及慢性牙髓炎的区别是什么？

T3-P2

王医生用高速牙钻逐渐去除腐质，旁边的护士也一直在用吸唾管吸取赵某口中的水汽。一开始没有想象中那么疼痛，赵某逐渐松了一口气，但是随着医生的钻磨，令人熟悉的酸疼感又出现了，无法忍受的赵某只好举手示意，让王医生停止操作，王医生告诉赵某，牙钻去除龋坏物质的过程中往往会出现酸疼的情况，特别是像赵某这般蛀得比较深的牙，希望赵某能坚持一下，缓了两口气的赵某示意王医生继续操作。又经过了几分钟的钻磨，当赵某都因为酸疼想打麻药时，王医生告诉赵某，已经把腐质去净了，没有出现牙髓穿孔，但牙齿已经蛀得很深了，现在先进行间接盖髓术治疗，即在接近牙髓的牙本质表面覆盖具有使牙髓病变恢复效应的盖髓剂，以保存牙髓活力，消除病变，如果牙齿后期再次出现疼痛，那么就需要进行根管治疗了，赵某点头表示理解。王医生先用氢氧化钙盖髓剂进行垫底以保护牙髓组织，后用光固化树脂对赵华缺损的牙体组织进行了充填治疗，最后借助咬合纸去除了咬合高点并用抛光车针进行抛光后，示意赵某治疗结束了。

关键词 深龋的治疗原则 间接盖髓术

引导问题：

1. 深龋的治疗原则是什么？

2. 什么是间接盖髓术？请简述其原理及适应证。

T3-P3

治疗结束后，赵某询问医生，有什么注意事项。医生告诉赵某，不要吃太冷、太热及太硬的食物，平常要多注意口腔卫生，早晚都要刷牙，睡前刷牙尤为重要！那颗牙如果出现冷热刺激痛加重、夜间痛、自发痛要及时来就医进行根管治疗，以前吃的布洛芬和人工牛黄甲硝唑可以不用吃了，之前赵某吃药出现的恶心、想吐的胃肠道症状可能是因服用甲硝唑引起的。医生还告诉赵某，以后出现牙疼请不要自己随意买药吃，及时来医院找医生查出牙疼的真正原因才是正确的做法。赵某向医生表示了感谢后离开了医院，后期赵某牙齿未出现明显不适。

关键词　龋病治疗后注意事项　充填治疗后并发症

引导问题：

1. 患者龋病治疗后有什么需要注意的吗？

2. 充填术后出现自发痛的原因有哪些？

第二十九章

"三毛"流浪记：头癣

 导言

　　头癣在新中国成立初期曾肆虐祖国大地，随着生活条件及医疗水平的提升，其发病率已大幅降低，但仍未完全清除。通过留守儿童乐乐这个病例的诊疗经过，带领同学们一起回顾皮肤性病学中头癣的相关知识，了解其主要致病菌、真菌学检查的诊断学意义，掌握其分型、临床表现、诊断及重要的鉴别诊断，熟悉该病的临床治疗准则、常用治疗药物及药物的常见不良反应；同时对于医务人员必备的责任感及使命感、新形势下社区健康宣教方式的优化等进行了探讨和思考。

教案简介

　　乐乐是个5岁的男孩，生活在一个小村庄，爸爸妈妈都外出打工了，剩下他跟爷爷奶奶生活在一起。偶然一次奶奶帮乐乐洗头，发现孩子的头发东一撮西一撮地掉了，村子里其他的淘气孩子还给乐乐起了"三毛"的绰号，奶奶就自己到药店里开了些药膏涂抹。涂了一周后发现头上又出现新疹子，奶奶带着乐乐到镇上医院就诊，镇上医生停了原来的药膏，改为抗生素药膏外涂，几天后乐乐的病情仍在加重，还伴发热，家人又带乐乐去了县医院就诊，住院输液抗感染＋局部切开引流治疗后，仍效果欠佳。县医院建议乐乐转入市里的医院，市里的医院调整了抗感染方案后，病情仍在进展，遂请皮肤科会诊。皮肤科行真菌镜鉴及培养，确诊为"脓癣"，联合抗真菌药物治疗后病情逐渐好转。至此，乐乐的头癣虽然治好了，但头皮局部切开引流后形成的瘢痕有可能伴乐乐终身。

学习目的

　　（1）了解头发的解剖结构及生理特点；

　　（2）了解脱发的常见病因及分类；

　　（3）了解临床上儿童脱发性疾病的特点；

　　（4）了解皮肤科外用药的分类、剂型及使用原则；

　　（5）了解糖皮质激素的作用、适应证及外用糖皮质激素的不良反应；

　　（6）了解痈的定义及临床表现；

　　（7）了解痈切开引流的指征；

　　（8）了解头皮部炎症性疾病的鉴别诊断及重要实验室检查；

　　（9）了解头癣的定义、常见致病菌、疾病类型及临床表现；

　　（10）了解头癣的诊断标准；

11. 了解头癣的实验室检查；

12. 了解头癣的一般治疗原则及治疗方案；

13. 了解抗真菌药物的药理作用及常见不良反应；

14. 了解头癣出院后的注意事项及判愈标准；

15. 了解医者的使命感及责任感；

16. 了解新形势下优化社区健康宣教方式的思考。

顺序与进度

指导课 1　以乐乐这样一个留守儿童脱发的病例，回顾头发的解剖结构及其生理特点；从诊断学角度引出脱发的常见病因、分类及临床上儿童脱发性疾病的特点。

指导课 2　根据乐乐疾病过程中曾表现为类似毛囊炎、痈的皮损及早期医疗诊治经过，学习皮肤科外用药的分类、剂型及使用原则；痈的定义及临床表现、治疗方案；痈切开引流的手术指征；头皮部炎症性疾病的鉴别诊断及重要实验室检查。

指导课 3　根据皮肤科会诊后乐乐疾病的确诊及治疗，熟悉并掌握头癣的定义、常见病原菌、疾病类型及临床表现；头癣的诊断标准、实验室检查、一般治疗原则及治疗方案，随后讲解常用抗真菌药物的药理作用及常见不良反应。最后通过乐乐的病例，强调医生使命感、责任感的重要性，启发学生关注并思考如何实际优化社区健康宣教的方式等。

指导课 1

T1-P1

乐乐今年 5 岁，爸妈都在外地打工，留他和爷爷奶奶在农村生活，是一个标准的"留守儿童"。这孩子有一头黑黝黝的头发，短发的造型也让他看起来更加虎头虎脑，非常精神。曾有村里的老人夸他长大一定很聪明，因为一看就知道"脑袋里的营养好"。奶奶也听了心里美滋滋的。乐乐家有一条狗，乐乐最喜欢喂它，经常跟狗抱在一起玩耍。乐乐出门，狗就跟在他后面，乐乐也觉得威风得不得了。

关键词　头发　营养

引导问题：

1. 头发的解剖结构及生理学特点。

提问解答

2. 头发的主要作用有哪些？护发的常见误区有哪些？

T1-P2

前段时间，奶奶帮乐乐洗头发时，发现有的地方掉头发了，起先以为是孩子玩耍时不小心拉扯掉的。后来发现面积越来越大了，还听到村里其他的淘孩子取笑乐乐"三毛"，奶奶这才上了心。但她腿脚不便，嫌去镇上医院有点远，就计划着先在附近药房拿点药用用看，实在不行再到镇上医院去看。

关键词　儿童　脱发

引导问题：

1. 脱发的常见病因及脱发性疾病的分类？

2. 儿童脱发性疾病有哪些特点？

指导课 2

T2-P1

奶奶买回药店工作人员推荐的药膏回家，坚持一天两次给乐乐头上涂抹。涂了一周后头发没有明显长出来，却在局部出现一些新的红疹子，摸上去孩子还喊疼。奶奶赶紧带着乐乐到镇上医院就诊，镇上医生考虑原来的药物含有激素成分，诱发了毛囊炎，就停了原来的药膏，改为抗生素药膏外涂。几天后乐乐的病情仍在加重，原来的红色皮损有些顶端出现了脓疱，且局部逐渐融合在一起肿了起来，乐乐还有点发热（体温 38.2 ℃），头上又痒又痛，经常哭闹。

头皮"痛"

关键词　药膏外用　激素成分　毛囊炎　病情加重

引导问题：

1. 为何药店要开外用药膏给奶奶，其理论基础是什么？药物种类及剂型有哪些？

提问解答

2. 药店工作人员开具药膏的行为符合皮肤病外用药物的治疗原则吗？

3. 奶奶给乐乐外涂激素成分的药膏与出现"毛囊炎"皮疹的关系是怎样的？

T2-P2

这回奶奶是真着急了，跟乐乐的爸爸妈妈打电话告知了此事，爸妈埋怨奶奶不该给乐乐乱用药，让奶奶直接到县医院给孩子看病。爷爷奶奶费尽周折带乐乐到了县医院，体格检查：体温 38.5 ℃，心率 92 次/分，呼吸 20 次/分，体重 19 kg。各系统查体未见异常。专科检查：头皮顶部出现约鸡蛋大小的脓肿，具有波动性，入院后查血常规示白细胞 $15.9×10^9$/L，中性粒细胞百分比 75.8 %，淋巴细胞百分比 20.0 %，红细胞 $3.5×10^{12}$/L，血红蛋白 98 g/L，血小板 $356×10^9$/L。县医院医生考虑是"痈"，收治乐乐住院治疗，抗生素抗感染用药治疗 5 天左右效果欠佳，遂在局麻下行切开引流术，术后抗感染 1 周还是无明显效果，切开处溃疡面积增大，脓性分泌物增加并伴糜烂、渗液，疼痛显著。无奈之下建议将乐乐转院到市里的大医院就诊。

关键词 痈 切开引流 抗生素抗感染效果差

引导问题：

1. 县医院为什么考虑乐乐头上是个"痈"？

2. 什么情况下痈需要进行切开引流治疗？

3. 如你是县医院医生接诊乐乐，发现头皮红肿痛伴脓性分泌物时，要避免误诊、误治，除了考虑"痈"外，还需要与哪些疾病鉴别、完善哪些检查？

指导课 3

T3-P1

市医院收住乐乐住院后，完善创面分泌物细菌培养：示大肠埃希菌。入院先后给予头孢拉定、甲硝唑等抗感染治疗，并予溃疡处外科换药治疗，创面略有好转，但仍不断有新发病灶。因疗效不理想，遂请皮肤科会诊。皮肤科取脓肿处断发 KOH 镜检示发内、外可见大量孢子及菌丝，真菌培养可见淡棕黄色粉末状菌落，棉酚兰染色涂片可见多量大分生孢子，结果鉴定示犬小孢子菌。最后诊断：犬小孢子菌感染所致的脓癣。

真菌培养

关键词　真菌镜检　真菌培养　犬小孢子菌　脓癣

引导问题：

1. 皮肤科医生为什么考虑脓癣？

提问解答

2. 头癣的诊断标准。

3. 头癣的实验室检查

T3-P2

皮肤科医生治疗方案如下：首先，剪除病发，尽可能剪除干净，每周 1 次；消毒枕巾、梳子、帽子及上衣等；口服伊曲康唑胶囊儿童 5 mg（kg/d）；局部外涂聚维酮碘溶液，3 次/天；溃疡处给窄谱中波紫外线照射，1 次/天；口服小剂量糖皮质激素 1～2 mg（kg/d）；同时继续辅以全身抗感染治疗。

治疗 10 天后，乐乐头上的溃疡变浅并且面积缩小，边缘变平，分泌物减少，周边脓肿明显变小或部分消失，疼痛和瘙痒缓解后停用激素。15 天无新发皮损，

治疗后皮损

毛发真菌镜检阴性。嘱出院后继续抗真菌治疗，避免再次接触患病动物，坚持酮康唑洗剂洗发。出院后继续伊曲康唑服药4周后复诊，临床症状消失，真菌镜检阴性停止服药。患儿治疗期间无明显不良反应，血常规及肝功能正常。

乐乐又恢复了淘气自由的乡间生活，只有头上的瘢痕记录着那段求医的日子，也时刻提醒着为医者的重要责任及社区预防宣传工作的重要作用。

关键词　头癣治疗　药物不良反应　出院注意事项　医德思考　宣教方式

引导问题：

1. 临床如何治疗头癣？

2. 临床常用治疗头癣的系统性药物的作用机制及主要不良反应

3. 乐乐要出院时，需要与家属交代哪些出院后的注意事项？

4. 什么情况下可以告知患者停药/疾病治愈了，即头癣的判愈标准是什么？

5. 乐乐就诊的前期过程中存在不当诊疗的情况，你对"医生"的身份有哪些想法？

6. 因现在社区/农村里多由"空巢老人"照顾"留守儿童"，健康意识的淡薄及疾病防治知识的缺乏，使得很多疾病早期易错误处置，导致延误病情造成遗憾的结果。请你为社区/农村献计献策，如何更好地提高宣传效果？